全国中医药行业高等教育"十四五"创新教材

科研思路与方法

（供中医学、中药学、中西医结合专业用）

主　编　韩冰冰　赵海军

全国百佳图书出版单位

中国中医药出版社

·北 京·

图书在版编目（CIP）数据

科研思路与方法 / 韩冰冰，赵海军主编 .—北京：中国中医药出版社，2024.1

全国中医药行业高等教育"十四五"创新教材

ISBN 978 – 7 – 5132 –7339 – 8

Ⅰ.①科… Ⅱ.①韩…②赵… Ⅲ.①中国医药学—科学研究—研究方法—高等学校—教材 Ⅳ.① R2–3

中国版本图书馆 CIP 数据核字（2021）第 242832 号

中国中医药出版社出版

北京经济技术开发区科创十三街 31 号院二区 8 号楼

邮政编码 100176

传真 010-64405721

山东润声印务有限公司印刷

各地新华书店经销

开本 787×1092 1/16 印张 10.5 字数 236 千字

2024 年 1 月第 1 版 2024 年 1 月第 1 次印刷

书号 ISBN 978 – 7 – 5132 – 7339 – 8

定价 49.00 元

网址 www.cptcm.com

服 务 热 线 010-64405510

购 书 热 线 010-89535836

维 权 打 假 010-64405753

微信服务号 zgzyycbs

微商城网址 https://kdt.im/LIdUGr

官 方 微 博 http://e.weibo.com/cptcm

天猫旗舰店网址 https://zgzyycbs.tmall.com

如有印装质量问题请与本社出版部联系（010-64405510）

全国中医药行业高等教育"十四五"创新教材

《科研思路与方法》编委会

编写说明

　　《科研思路与方法》是中医学、中药学、中西医结合等专业的公共课程，以医学科学研究的基本思路与方法为主要内容，旨在开拓学生的知识面，激发学生的科研兴趣，培养学生的科研能力，使学生掌握医学科学研究的基本思路与方法，提高学生的综合素质和创新潜能，为培养中医药现代化研究所必需的创新型人才奠定基础。

　　本教材在内容上以科学研究的基本概念、基本方法和基本程序为主，全面阐述了医学科学研究的基本思路与常用方法，在编写思路上注重创新性、实用性，结合中医药学科特色，紧密联系医学与中医药现代研究前沿与热点问题，与时俱进地展现了中医药科学研究的发展历程、取得的成果与未来趋势。在编写方法上逻辑严谨，层次清晰，深入浅出，结合实例，并引用政策文件作为支撑，注重提高学生学习的主动性和对科学研究的兴趣，以及对学生分析问题和解决问题能力的培养。

　　教材主要内容：科学与科学研究的基本概念，中医药科研的特点，科学研究的基本方法与科研思维，科研伦理与学术规范，科研选题的步骤与方法，科研设计的基本原则，常用实验设计与调查研究的设计方法，实验室工作环境、常用操作、基本程序、规范化管理及安全防护，实验动物学基本概念与常用实验动物的选择与操作，循证医学的基本概念、特征与实践，中药新药研究的思路、程序与注册申报，常用文献检索工具的使用，科研项目申报书的填写，医学论文书写方法、技巧与注意事项等。

　　本教材与同类教材相比，具有以下创新与特色：

　　1. 为方便学习和参考，教材内容的顺序基本上按科研程序进行安排和编写。

　　2. 为培养学生科研诚信，编写了学术规范、学术道德与科研伦理等相关内容。

3.为培养学生科研规范，编写了实验室工作规范相关内容。

4.针对在医学科研实践中容易出现的问题，引用了一些具有代表性的资料，进行案例式教学，使其更加适用于教学的实际需要，实用性更加广泛。

学生通过学习本教材，可以在掌握中医药基本知识、技能和方法的基础上，了解科学研究的指导思想、基本知识、基本程序，以及科研设计、文献检索、科研申请书与论文写作的方法。达到能在科学理论的指导下，坚持严谨的科研态度，提高自学能力、创新能力、表达能力及组织能力，为今后独立开展创新、探索与开发研究，成为高级中医药人才打下必要的基础。

限于教材篇幅和特点，兼之编者经验和水平有限，书中错误和不当之处在所难免，殷切期待有关专家和读者提出宝贵的意见和建议，以便再版时修订完善。

《科研思路与方法》编委会
2023 年 4 月

目 录

第一章 科学与科学研究

第一节 科学与技术

一、科学

（一）科学的概念

科学是反映自然、社会、思维等客观规律的知识体系。科学作为一个知识体系，不是表面现象，也不是知识的孤立集合，而是现象的本质和规律的反映。

科学不同于日常生活经验的常识。它客观真实，具有普遍性、系统性和逻辑性。科学是经过反复检验证明的对真理本质的认识。它不是关于个别具体事物的描述，而是关于事物的一般知识；它不是凌乱的，而是系统的知识体系；它具有清晰的概念、恰当的判断、正确的推理和严谨的逻辑证明。

（二）科学的涵义

"科学"一词源于拉丁语"scire"，是"学问""知识"之意。亚洲使用科学这个名词较早的国家是日本，明治维新时期，日本著名科学启蒙大师、教育家福泽渝吉把"science"译为科学，在日本广泛应用。中国使用"科学"一词较晚，1893年，康有为在翻译介绍日本的书目时首先使用了"科学"一词。1896年前后，著名科学理论翻译家严复在翻译《天演论》《原富》两部科学著作时，也把"science"译成科学。此后，"科学"一词在中国被广泛应用。

早在远古时代，人们就对科学有了一定的了解。人们通过收集自然界各方面的观测资料，并将这些资料整理后，总结得出其原理，以便了解和研究自然界。

12世纪初，为了区分科学与神学，人们提出科学是物质知识的一部分，科学是一种知识的观点。随着认识的加深，人们认识到科学不仅是一种知识，而且是一种认知活动，是认识客观世界事实和规律的一种方法和手段。

进化论奠基人达尔文于1888年提出："科学是梳理事实，并从中得出普遍规律或结论的一门学问。"20世纪初，人们对科学的认识进一步加深。随着数学、物理、化学、天文、地理、生物等基础学科，电力、机械、建筑、钢铁、医学等工程学科，以及管理学科的快速发展和成熟，人们认为科学不再只是对事实或规律的了解，而是反映客观事实和规律的多层次、多类别交织的知识体系。

1940 年以后，人们对"科学"的认识发生了翻天覆地的变化，认为只有反映客观事实和规律的知识体系已经不够了。特别是自二战时期的曼哈顿原子弹研制工程、1960年的阿波罗登月工程、我国的两弹一星工程以来，科学活动进入了全国范围。20 世纪80 年代以来，科学活动进入了国际合作时代。人们把科学称为"大科学"，这种大科学已经成为一项国家事业，甚至是一项国际事业。比如人类基因组图谱的绘制、空气污染的防治、防止温室效应的形成等，这些研究都已经超越了国界。科学技术已成为推动人类社会进步和经济发展的先行者。

（三）科学的特征

科学的基本特征：科学是生产力，科学没有阶级性。

科学是人类用来调查和了解世界的特殊工具和方法。科学的主要功能是认识客观世界。科学作为一种认知活动和通过这种活动获得的知识成果，有助于我们加深对客观世界的认识。化未知为已知，从而改变人们的无知和落后。科学作为一种认知方法已经进入了有组织的时代，成为人类社会活动的一种特殊形式。进入大科学时代以来，科学作为推动社会发展和人类进步的实践力量，是体现知识生产力的一种形式。

（四）科学精神

科学精神具有普遍性，即普遍适用于自然科学和社会科学。科学精神是实事求是、勇于探索和捍卫真理的精神，具体包括求真、创新、怀疑、包容的精神，其中最重要的是求真创新。如果不是求真，那就不是科学。没有创新，科学就不会发展。怀疑精神和包容精神由此而生，两者也不可忽视。

（五）伪科学

伪科学是一种自称是科学，甚至比科学更科学，然而并没有科学依据的非科学理论或方法。

伪科学是一种社会和历史现象，不同于一时的科学错误，它在特定的时间和地点冒充科学，或者把科学界已经证明不科学的东西当作科学，并长期坚持，同时不能或拒绝提供证据。

（六）医学科学的定义

医学科学是关于人体及其疾病的科学。它是认识健康与疾病相互转化的规律（基础医学）、防止发生健康向疾病转化（预防医学）、促进实现疾病向健康转化（临床医学）、恢复健康所应有的功能（康复医学）的知识体系。

二、技术

（一）技术的定义

技术是人类为了能动地改造自然、适应社会生产和社会生活需要，而使用的各种物质手段、工艺技巧、劳动经验和作业方法的总和。泛指根据生产实践经验和自然科学原理而发展成的各种工艺操作方法与技能。

（二）技术的基本特征

技术是直接的生产力，具有自然（遵循自然规律）和社会（受社会制约）两重性。

（三）技术的分类

技术，作为一种方法体系，在表现形态上，可以划分为物质形态（技术设备）、信息形态（技术资料）、精神形态（技术能力）；在功能上，可以划分为生产性技术和非生产性技术；按专业部门，可以划分为工业技术、农业技术、医疗卫生技术、航天技术等。

（四）医学技术

医学技术即医疗卫生技术，作为众多技术门类中的一类，它是探讨疾病发病规律和机理、防病治病、促进康复的技术。它包括服务于基础理论和应用基础理论研究的实验技术；服务于群体，干预疾病发生和流行的预防技术；服务于临床，明确疾病诊断、促进疾病痊愈和康复的诊断技术、治疗技术、康复技术；用于药品、生物制品、医疗器械等研制和生产的生物工程技术等。

三、科学与技术的关系

（一）科学与技术的区别

就目的而言，科学是为了理解和揭示自然规律；技术是改造和控制自然。就过程而言，科学研究是从实践上升到理论的过程，技术研究是改造和控制自然的过程。在自然界中，科学是发现，是创造知识的研究；技术是发明，是综合运用知识以满足需要的研究。从结果的表现形式来看，科学多表现为发现新规律、新原理、新特点、新现象，一般以学术论文和学术专著的形式发表；技术是新产品、新工艺、新设备、新方法的发明或改进，一般以专利、专有技术、软件、实物等形式存在。在向生产力的转变中，科学是潜在生产力，技术是实际生产力。在劳动特征方面，科学活动的自由度较大，个性较强，科学成果的个人标签较多；技术活动的自由度相对较小，集体性较强，技术成果的个人标签较少。在评价中，科学评价标准是正确性和真实性；技术评价标准是实用性、经济性、可行性等。

（二）科学与技术的联系

科学技术的联系是两者都是在认识客观世界的基础上改造客观世界，在改造客观世界的过程中进一步认识客观世界。

两者相互依存，相互促进，相互转化，在实践的基础上统一起来。

第二节　科学研究

一、科学研究的定义

科学研究的英文单词是"research"。前缀"re"的意思是"重复"。联合国教科文组织和世界上大多数国家，包括我国，也经常使用R&D（研究与发展）来表达科学研究的概念。《英国牛津词典》对科学研究的解释："研究是通过仔细思考和研究，寻找和探索发现事实的工作。"美国资源委员会的解释："科学研究工作是科学领域中的探索和应用，包括对知识的整理、统计及对数据的收集、编辑和分析研究工作。"

国家教委科技司参照联合国教科文组织于1987年10月27日在巴黎通过的《关于科技统计国际标准化建议案》有关内容，对研究与发展做了以下解释："是指为了增进知识，包括关于人类、文化和社会的知识，以及利用这些知识去发明新的应用，而进行的系统的创造性工作。"这些工作必须具有以下基本因素：①创造性的因素；②创新性或革新的因素；③科学方法的应用；④新知识的产生或运用。

科技部关于：科学研究概念的解释：指在科学技术领域，为增加知识总量及运用这些知识去创造新的应用而进行的系统的、创造性的活动，包括基础研究、应用研究、试验发展三类。

而医学科学研究则是人们能动地探索人体生命和疾病本质，揭示健康与疾病相互转化的规律，寻求防病治病、恢复健康的方法的活动与行为。

二、科学研究的类型

（一）基础研究

基础研究（fundamental research）是以发现自然规律和发展科学理论为目标的研究。这类研究虽然没有预先拟定的实用目标或应用目的，但却是科学技术和生产发展的重要基础，常常对科学领域产生广泛的影响，一旦获得重大突破，将会极大地推动科学技术向社会生产迅速发展。

医学基础研究，主要任务是认识生命和疾病现象，揭示生命和疾病本质，探索健康与疾病相互转化的规律。

（二）应用研究

应用研究（applied research）是指为达到特定的应用目的或解决某一实际问题而进行的研究。它利用基础理论成果直接解决社会生产中的技术问题，侧重于如何将科学理论知识转化为新技术、新工艺、新方法、新产品，从而为发展研究提供更具体的指导。在基础研究和开发研究中，应用研究作为纽带起着关键作用。在科技生产体系中，它是连接科学与生产的桥梁。一方面，它发挥转化作用，将基础研究成果转化为技术能力；另一方面，它起到反馈的作用，将生产中的信息反馈给科学，促进科学发展。应用研究是一项综合性很强的研究工作，其成果都是各种科技成果有机合成的结晶。应用研究成果的本质特征是技术发明，因此它具有很强的保密性。与基础研究相比，应用研究更加专业化，其结果不像基础研究结果那样可以解释一般或广泛的真理，因此对科学技术领域的影响是有限的。应用研究成果的表现形式可以是学术论文、专利、研究报告，也可以是原理试验装置或模型。

医学应用研究主要是指为解决临床疾病防治中的各种实际问题而进行的研究。如疾病诊断、预防、治疗、康复的新方法、新技术；新药、新生物制品筛选及药理毒理研究；新型医疗器械模型设计等。

（三）发展研究

发展研究也称为试验发展或开发研究（development research），是将基础和应用成果扩展到生产，以创造新产品、新设备、新材料等为目的，生产产品或完成工程任务的研究。其中包括新产品的设计、测试、试生产，以及对现有产品、材料、设备、工艺和方法的重要改进。这是进入工业生产前的研究工作。如实验室成果的进一步扩大、工业小试、工业中试、产品定型到小批量试生产，都属于开发研究。与基础研究和应用研究相比，发展研究最接近社会生产。它是科学技术从潜在生产力向实际生产力转变不可或缺的组成部分。应用研究成果虽然在技术上是成功的，但一般不能进入工业生产。只有通过开发研究、放大实验，直到工艺流程最终定型才能进行大规模工业生产。

医学发展研究主要是指利用基础研究和应用研究的新成果对现有疾病诊断、预防、治疗和康复技术进行实质性改进；对新药、新生物制品、新医疗器械进行研发和中试；利用生物技术提高医用微生物、动物、药用植物的性能和对特殊用途的医用转基因微生物、动植物进行遗传操作和培养。

第三节　医学科学研究发展简史

世界医学发展的历史，按照医学研究方法的发展可以划分为以下三个阶段：古代经验医学、近代实验医学和现代综合医学。这三个历史性发展阶段与当时社会生产力和自然科学技术的发展水平紧密相关。

一、古代经验医学

古代经验医学是医学方法论发展的初级阶段，这一时期是医学论的奠基阶段。按照朴素的唯物主义自然观，这一时期的医学把人体及其与环境的联系作为一个整体，用整体观察的方法来检查人体及其疾病。这种整体性的科学认识方法论强调对人类生命和疾病的客观真实的全局观察，将观察到的客观现象综合概括为理性知识。古代经验医学通过对人的生命现象和疾病现象的大量观察和综合概括，确立了人体与疾病的第一个科学观，挑战了"鬼神致病"的主流异端邪说。这一发展阶段的代表性成果是"四体液学说"。"四体液学说"是古希腊著名医师、西医始祖希波克拉底提出的人体体质学说。四体液指的是四种来自人体不同器官的不同类型的液体。脑里有黏液，它具有寒冷的性质，流出黏液的人会患上癫痫症。肝脏有黄色胆汁，性温。胃中含有黑色胆汁，会逐渐升温。血液来自心脏，本质干燥。这四种体液以不同比例的组合，体现了不同的人体体质。

古罗马医师盖伦将四体液学说理论应用于临床，按照体质将人分为四类：黄胆者勇敢而有活力，黑质者顽固而忧郁，多血质者热情而有活力，黏液质者懒惰而愚蠢。炎症也分为四种：血蜂窝织炎、黄胆丹毒、黏液水肿和黑胆汁癌。发热又分为血热、黄胆三日热、黏液每日热、黑胆四日热四种。

但直到中世纪，欧洲仍以宗教为主，因此医学研究仍充斥着宗教神学，极大地影响了医学的发展。只有意大利萨勒诺大学保持非宗教教育，摒弃一切空洞的理论、迷信和占星术。学校重视实践和科学研究，培养了众多医学人才，为现代实验医学的发展创造了条件。

二、近代实验医学

近代实验医学始于15世纪下半叶欧洲文艺复兴时期，16世纪以后，随着资本主义生产的发展，由于机械生产的需要，力学和物理学有了长足的进步，产生了机械唯物主义，推动了近代自然科学的兴起。

英国著名唯物主义哲学家和科学家弗朗西斯·培根（Francis Bacon，1561—1626）于16、17世纪所倡导的实验分析方法在自然科学中得到了广泛的应用。这种方法论强调归纳推理，即用实验的方法观察和分析个别现象，从中推导出一般规律。于是，新的科学思想和研究方法不断涌现，人们的思想发生了变化，视野也逐渐开阔。

将复杂的事物分解为更简单的事物，将较高层次的成分分解为较低层次的成分，将复杂的生命过程简化为简单的物理和化学过程是分析时代医学所采用的研究方法，这种研究事物的方法被称为还原论方法。还原论是一种哲学思想，它相信复杂的系统、事物和现象可以分解成各种成分。还原论的思想由来已久，但"还原论"源于1951年美国逻辑哲学家奎因的《经验主义的两个教条》一文。此后还原论概念的内涵和外延一直在扩大。《大英百科全书》将还原论定义为："在哲学中，还原论是一种认为给定实体是更简单或更基本实体的集合或组合的思想，或者这些实体可以基于更基本实体的表达来定义。"还原论方法是经典科学方法的核心，它将复杂的高级对象分解为简单的低级对象进行处理：世界的本质在于简单。

在还原论的控制下，人们利用物理和化学规律来认识人体的生理和病理变化，并在这些领域取得了巨大成就，这是因为生命过程中高级物质的运动是以物理化学等低级物质的运动为基础的。以机械唯物论自然观和还原论方法论为导向的近代实验医学，借助科学技术，从表面到内部深入研究人体和疾病，这极大地提高了人类对自己的认识水平。

在这种还原方法论的指导下，医学研究利用解剖分析方法和实验分析方法，对人体的内部结构和生理功能进行深入研究，加深了对人体和疾病的认识，涌现了许多开创性的学科，包括人体解剖学、器官病理学、细菌学等，成为这一时期的医学代表性成果。细胞病理学提出"疾病的本质是细胞变化"。这是人类对疾病认识的一次飞跃。它标志着人们对疾病的理解从整体和器官的宏观水平发展到了组织细胞的微观水平。上述成果是医学科学进入分析实验医学时代的标志。

科学技术在19世纪取得了长足的进步。医学专业人士充分利用当时科学理论改造的实验设备和新技术，对人体和疾病进行了广泛的研究。生理学方面他们发现了一系列新的神经生理学现象，使得未来综合生理学研究方法的推广成为可能。病理学方面认识到疾病的本质是细胞功能的改变，使病理学研究扩展到细胞水平。而蛋白质、氨基酸等的发现标志着分子水平研究的开始。在临床医学中，听诊器、放射检验、实验室检查等被用于消除仅依靠医生经验来诊断疾病的经验医学。实验医学时代让临床医学更加客观、科学；动物实验和化学分析方法，以及实验生理学和生物化学，成为药理学和临床医学的基础。

三、现代综合医学

从19世纪开始，自然科学的飞速发展逐渐揭示了许多自然现象的辩证性质。19世纪中叶，马克思和恩格斯创立了唯物主义和辩证法的有机统一体——辩证唯物主义，科学地揭示了知识的本质、起源、发展过程和规律。唯物辩证法假定物质世界是一个单一的整体，由普遍的联系、不断的运动和变化组成。辩证法是物质运动的规律。它克服了古代朴素唯物主义和现代机械唯物主义的弊端，为医学提供了一种新的思维方式和科学方法论，使医学进入了一个全新的系统时代。

在现代科学技术飞速发展的背景下，现代医学与其他科学交叉、渗透、融合、相互作用，发展成为一个庞大的全球科学体系。医学本身分化加速，学科分工完善，现代医学网络化体系开始形成。一方面，数学、物理、化学等基础科学与医学的联系更加紧密，有力地推动了基础医学的发展，在生命与疾病规律的研究上取得了突破性进展。另一方面，各种医学学科不断扩大，开辟出新的研究领域，并逐渐发展成为体现自然、社会、人文和工程科学交叉的新的边缘学科。

现代医学注重人的生命现象与疾病之间的辩证联系，注重全局性和动态性的联系，并逐渐发现人体各部分的相互作用代表着整体全局性的联系，这推动了内分泌理论、体液理论和免疫学理论的创建和发展。随着神经内分泌学说、稳态学说、应激学说、受体学说等的出现，以及免疫学理论的发展，进一步揭示了身体机能的完整性，人们开始关注宏观结构、人体整体和环境，这表明医学的分析时代已经结束，系统时代已经到来，"生物－心理－社会"的医学模式取代了生物医学模式。

在神经生理学方面，巴甫洛夫（Lvan Petrovich Pavlov，1849—1936，俄国生理学家）采用条件反射疗法对动物和人类的高级神经活动进行了客观的实验研究，改活体解剖活检方法为慢性实验法。这种慢性实证方法背后的思维方式是一种综合系统的学科方法，体现了医学科学思维方法的进步。巴甫洛夫在其研究领域树立了客观、整体和渐进的方法论原则，被称为现代高级神经活动论的奠基人。内分泌生理学方面，"激素"的概念由贝利斯（William Maddock Bayliss，1860—1924，英国生理学家）和欧内斯特·亨利·斯塔林（1866—1927，英国生理学家）提出。经过多位科学家的深入研究，建立并阐明了人体通过神经系统和内分泌系统的相互适应和控制，实现各器官的整体联系以适应生命活动的神经内分泌学说。

分子生物学的创立对现代医学的发展有着重大的影响。人类基因组计划的顺利实施，使生命科学的研究重点转向了对生物功能的综合研究。由于其自身的局限性，基因组无法对诸如蛋白质表达水平和表达时间、翻译后调节、蛋白质－蛋白质相互作用或与其他生物分子的相互作用等做出反应。而作为遗传研究的重要补充，蛋白质组学在蛋白质水平上对在不同时间和地点起作用的特定蛋白质组进行定量、动态和综合研究，进而对其功能调控和相互作用进行了研究。随着分子生物学进入医学领域，对病原学和病理学的认识渗透到分子水平，为人们提供了诊断和治疗疾病的新方法。

总之，现代医学已进入系统时代，系统方法在人体综合研究中的应用取得了显著成效。

四、不同时代医学科学研究的特点

（一）古代经验医学的整体论

在唯物主义与唯心主义、辩证法与形而上学的斗争中逐渐形成的古代经验医学，是基于人体的整体统一性，采用整体观察的方法建立的。古代经验医学作为医学方法论的一个起始阶段，必然有其历史局限性。由于社会生产力低下，自然科学技术不发达，当时的医学研究无法科学准确地解释人类生命活动和病理过程，仅对现象进行了描述和推测，并进行了经验总结。另外，对人体结构和功能的一般认识缺乏准确的概念和范畴，对发病机制的理解是粗略的、笼统的，本质上包含了很多主观臆测，不科学的解释有很多，属于"黑箱式"的认识水平。

（二）近代实验医学的还原论

近代实验医学时代的医学家们研究了疾病过程的细节和局部规律，提高了人类对疾病的认识水平，使人类能够在器官、组织、细胞水平对人体与疾病进行多层次研究。然而，过度依赖实验观察和分析技术导致了当时形而上学思维方式的盛行。它的极端表现是对疾病和预防片面的、孤立的和静态的观点。人体是一个多层次的、系统的、复杂的物质系统，不能用简单的物理化学规律来解释。还原论者是基于事物不同层次之间的联系，从较低层次开始探索较高层次的规律。但是，较低层次和较高层次之间存在质的差异。如果不考虑研究对象的特点，直接用低级层次替代高级层次的发展规律，那就是机械论的错误。

还原是一种从整体到部分，从连续到离散的思维操作。这种"可分解性"在很大程度上与人类主观思维的分离性密切相关。人类的思维在这种连续与离散的矛盾中前进。这种思维的超然性表明，人类对世界的理性把握总是不连续的。一阶逻辑是科学理性的基础，它是人类思维中演绎推理的系统展示，是形式思维的完整形式。科学成果正是依靠以演绎推理为核心的演绎逻辑，才可能被严格系统化、精确化。然而，一阶逻辑通常也表现出人类思维的超然本性。理性只有找到存在的不变性，才能在思维中建构离散的思维逻辑点，将所面对的对象与自我区分开来，将研究对象与其他对象区分开来，使之在理论上合乎逻辑，进一步深入把握事物。即一阶逻辑中的一个点，它只能判断某个对象在某个时间段、某个方面（类别）的真假。违反这些设定中的任何一个都会导致思维上的矛盾出现，这就是亚里士多德的"三个同一性"理论中的同一时间、同一方面、同一对象。在这种情况下，还原论所要求的思维分离，必然会与现实对象的内在统一性发生冲突和矛盾。

（三）现代综合医学的系统论

起源于 20 世纪 40 年代生命科学的系统方法有三个主要的方法论原则：整体性、互相联系和动态原则。系统方法就是把研究对象放在系统中，以系统、联系、变化的观点，运用辩证统一的思想，对其加以考察的一种方法。

系统一词源自古希腊语，意思是整体由部分组成。系统思想由来已久，但作为一种科学的理论，它是由理论生物学家贝塔朗菲创立的。1932 年贝塔朗菲发表《抗体系统论》，提出系统论思想，之后又提出一般系统论原理，奠定了这门学科的理论基础。一般系统论将系统定义为由若干要素以一定结构连接而成的具有一定功能的有机整体。该定义包括系统、要素、结构和功能四个概念，表明了要素与要素、要素与系统、系统与环境之间的关系。

系统论出现之前，对问题的研究一般将事物分解成若干部分，抽象出最简单的因素，然后用部分的性质来解释复杂的事物。这是笛卡尔奠定系统论理论基础的分析方法。这种方法的重点是部分或元素，它遵循单一因果决定论，尽管这是数百年来在特定范围内有效的最熟悉的思维方式，但是，只适合识别相对简单的事物，不适合研究复杂的问题。它不能如实说明事物的完整性，也不能反映事物之间的联系和相互作用。在现代科学整体化、高度集成化发展的趋势下，人类面对众多规模庞大、关系复杂的问题，还原分析法已经无能为力。此时，系统的分析方法站在了时代的前沿，系统论能够全面地看待全局，以独特的方式为现代复杂问题提供了有效的思维方式。因此，系统论与控制论、信息论等其他交叉科学一起，为人类科学研究提供了新的思路、新的方法，作为现代科学的新潮流，推动着各种科学的发展，为人类的思维开辟了新的道路。

系统论认为，所有系统共有的基本特征，包括开放性、组织性、复杂性、完整性、相关性、层次结构、动态平衡、时序性等，既是系统的基本思想和观点，也是系统方法的基本原理，不仅是反映客观规律的科学理论，而且具有科学方法论的开创性意义。以上也正是系统论科学的特点。系统论的基本思维方法是把研究和加工的对象看作一个系统，来分析系统的结构和功能，研究系统、要素、环境之间的关系和变化规律，系统是多种多样的，系统的类型可以根据不同的原理和条件进行划分。根据人为干预的情况，可分为自然系统和人工系统；按学科领域可分为自然系统、社会系统和思维系统；按范围可分为宏观系统和微观系统；根据与环境的关系，有开放系统、封闭系统、孤立系统；根据状态，有平衡系统、不平衡系统、近平衡系统、远平衡系统等。此外，大系统和小系统之间存在相对差异。

系统论的核心思想是系统的整体概念。贝塔兰菲强调，任何系统都是一个有机整体，不是各个部分的机械组合或简单相加。系统的整体功能是每个元素在孤立状态下不具有的属性。他反对机械论认为元素性能好，整体性能就一定好，以局部代表整体的观点。同时认为，系统中的每一个元素都不是孤立存在的，每个元素都在系统中处于一定的位置，发挥着特定的作用。这些元素相互关联，形成一个不可分割的整体。就像人的手是人体的一个劳动器官一样，手一旦脱离人体，就不再是一个劳动器官。元素是整体的元素。如果元素从整个系统中分离出来，就会失去元素的功能。

系统论的出现深刻地改变了人类的思维方式。系统论不仅在于帮助理解一个系统的特性和规律，更重要的是利用这些特性和规律来控制、管理、改造或创造一个系统，使其存在和发展满足人类的需要。换言之，研究系统的目的是调整系统结构，协调各要素之间的关系，使系统达到优化。但是，任何方法论都难免存在一些问题和局限性。作为一种新型的医学研究方法，系统方法还应与分析方法等其他方法结合使用。分析方法可以提供给系统方法了解健康和疾病所需的详细信息。基于观察和分析的科学事实，再运用系统方法的辩证思维，才有可能对健康和疾病问题有更深入、科学的认识。

第四节 中医学科学研究

《黄帝内经》构建了中医学的基本框架。《黄帝内经》把人看作是一个有机的整体，五脏六腑、四肢九窍通过经络联系起来，表里内外相互影响，人的健康、疾病与自然环境关系密切，提出了"天人合一"，人体是一个统一的整体的观念；在疾病治疗上提出三因制宜、未病先防、既病防变的方法。张仲景的《伤寒杂病论》，创立了"辨证论治"的思想，形成了理、法、方、药临证医学理论体系，从而开创了中医学理论与临床有机结合研究方法的典范。后来的"金元四大家"也从不同角度、不同方法对中医学进行了研究，大大丰富了中医药学的理论。

明清时期疾病流行，促使温病学派形成，温病学派对感染性疾病和传染病做出了卓越的贡献。清初，康熙仍坚持遵循封建文化，强化封建专制，闭关自守，致使资本主义萌芽胎死腹中。在大的历史背景下，与同时期西方医学进入还原分析时代的趋势不同，中医学仍然沿着经验医学发展。譬如明代李时珍著《本草纲目》，成为伟大的药学家；明清时期疫病流行，促使温病学派的形成，对感染性疾病和传染病的诊治做出了卓越贡献。伴随着西方医学传入，中医学对中西医学进行了比较研究，认识到自身缺乏解剖学知识，存在推衍臆测成分较多等缺陷，主张汲取西医学的长处，接纳一些西医诊疗技术用于中医临床诊治，出现了中西汇通学派，但对人体和疾病研究并没有摆脱经验医学的影响。并且，当时国内外的帝国主义和封建主义势力对中医药学采取限制、废除等政策，严重打压了中医药学的生存和发展。

中华人民共和国成立以来，中医药学研究进入了一个新的历史阶段。中医药在继承以往成果的基础上，紧跟现代科学技术和现代医学的发展，从理论到实践，从宏观到微观，系统、全面地与现代科学技术相融合。将中医学"辨证"的宏观诊断改进为"病证结合"，即辨病与辨证相结合；临床和实验室检查相结合；宏观辨证与微观辨证相结合。对患者状态进行全面诊断，了解疾病和病情，推动中医辨证论治工作实现了规范化、现代化，丰富了临床治疗，提高了临床疗效。在骨科损伤、针灸、麻醉等方面的临床研究均取得显著成效。在中药新药研发方面也取得了辉煌的成果，如治疗慢性粒细胞白血病的靛玉红由中药青黛研制而来，治疗急性早幼粒细胞白血病的三氧化二砷注射液由中药砒霜研制而来，防治心脑血管病的丹参酮、丹参素和复方丹参注射液等从丹参研制而来，抗疟新药青蒿素从中药青蒿研制而来等。

当前，中西医学的相互渗透、相互融合，推动了中医药进入现代实验研究和现代化的新阶段，推动了世界中医药的发展。尤其是中国在世界上首次开创了"中西医结合"这一新的专业领域，对各国传统医学与现代医学融合的研究起到了示范和启迪作用。

中医药学作为一门传统医学，应该有自己独特的方法论。要充分运用和发挥中医药学自身的方法论优势，依据中医药学理论和临床实践的特点，积极利用现代科学中最先进的科学技术方法，不断吸收和运用在中西医结合研究中或在中西药交叉渗透中产生的新的理论方法，构架中医药学研究的方法论。

（韩冰冰）

第二章　医学科学研究的基本方法

第一节　概　述

方法是完成任务必须遵循或使用的过程、技术、方法、手段、操作、观点或规则。有些方法是对的，有些是错的；有些是科学的，有些是不科学的。正确的方法可以保证任务的完成，促进科学的发展。相反，不科学的、错误的方法就起不到作用，会阻碍科学的发展。科学的方法是从实践中得出并逐步完善的。它是用来正确反映客观现实的主观手段。

专门以科学方法为研究对象，关于所有科学方法的理论统称为科学方法论。科学方法论是涉及一般科学研究方法的理论，它探索方法的一般结构，描述其发展趋势和方向的表现，以及阐释不同方法在科学研究中的相互关系。狭义上的方法论指只描述自然科学的方法论，即自然科学研究的一般方法，如观察方法、实验方法和数学方法。广义上的方法论是指哲学方法论，即研究所有科学的最普遍的方法。随着 20 世纪自然科学的发展，出现了控制论方法、信息方法和系统方法等许多新方法，推动了方法研究的高水平发展。

科学的发展与科学研究方法息息相关：从科学史的角度来看，无论是划时代的科学革命，还是一门学科中新规律的发现和新理论的形成，大多以方法的更新为指导。像进化论就是建立在科学观察方法和历史比较方法的基础上的。伟大的法国生理学家贝尔纳提道："良好的实践可以让我们更好地利用我们的才能，而糟糕的实践会阻碍才能的使用。因此，落后的方法可能会损害、削弱甚至扼杀科学中稀有而宝贵的创造性才华，而先进的方法会增加和培养这种才华。在生物学中，由于现象的复杂性，有许多谬误的来源。方法的作用甚至比科学理论更重要。"

一、科学研究的基本方法

科学方法论根据它所概括的程度一般分为三个层次：

第一个层次，是各门自然科学中的具体方法或特殊方法，也就是各门自然科学的专门性技术方法。在医学科学研究中，在形态学方面的研究，常采用解剖方法、组织切片方法、组织化学和细胞化学方法等；机能方面的研究，多采用电生理方法、生化测试方法、免疫学方法等；分子生物学方面，多采用实时定量聚合酶链式反应法、免疫印迹法、免疫共沉淀法等。在这些研究方法中又各有许多具体的技术方法，如电镜方法就有透射电镜技术、扫描电镜技术。免疫组织化学方法又有免疫酶标法、免疫荧光法等。

第二个层次，是各门自然科学研究中通用的一般方法，如观察与实验等。就医学而言，主要的有观察法、实验法与调查法。

第三个层次，是各类学科都可使用的逻辑方法，或称之为哲学方法。如判断、推理、比较、类比、分析、综合等。

二、医学科研的基本方法

医学科研方法可分为两级：一级方法是指医学研究中的具体手段与一般方法，相当于科学方法的第一与第二个层次；二级方法是指对所得数据与资料进行处理的过程，即经过思维的作用，上升为科学理论，相当于科学方法论的第三个层次。这三个层次的方法，构成了医学科学研究方法学的基本内容。

第二节 获取科学事实的方法

一、科学观察法

（一）观察的概念

观察（observe）就是仔细察看客观事物和现象，"观"就是观看，"察"就是觉察，即各种感觉器官所产生的知觉。

科学观察是人们为了认识事物的本质和规律，通过感官或同时借助一定的科学仪器，有目的、有计划地去考察自然现象的活动，是获得感性经验的重要手段。

直接观察与间接观察：间接观察指为了克服感官的局限性，人们在观察者与观察对象之间引入了仪器等中介物。

自然观察和实验观察：自然观察是指在自然发生的条件下进行的观察，即对自然过程或事物的观察，没有人为干预，没有人为影响，称为自然观察或被动观察。例如对某疾病在特定区域发病率的观察。但是，由于外界因素的干扰很难去除，观察的过程无法做到简单纯粹，那么为了从自然现象中得到我们想要的东西，充分证明自然现象的内在必然性，我们必须从纯自然观察进入实验观察。例如，以往胃里的食物变化是不能直接观察到的，研究者们只能推测胃中会有一个"蒸""磨"的过程。而巴甫洛夫改进了以往的观察方法，对动物消化道的各个部位（唾液腺、食道、胃等）进行了接管改造，取样观察时接管，不取样时结扎。这种接管并没有从根本上干扰狗的正常消化生理，实际上成为观察和采样的窗口。通过这个窗口，巴甫洛夫可以测量各种消化液的理化性质，从而更好地了解各种生理消化过程的性质。巴甫洛夫通过以上方法实现了观察方法的突破，获得了 1904 年的诺贝尔奖。

（二）观察在医学科研中的意义与作用

科学理解始于直接的感官体验。观察是获得这种直接感官体验的唯一途径。因此可以说，观察是一切科学研究的基础。对自然的直接观察往往是科学知识的源泉，同时也有助于新思想的形成。观察在科学研究中起着重要作用。它是认知发展的基础和源泉，是检验科学理论假设真伪的主要依据。正如爱因斯坦所指出的："一个理论之所以能够被提出，是因为它与大量的个体观察有关，理论的真理性也在于此。"在科学不发达的古代，观察是探索周围世界的主要方法，即使科学发展到今天，观察仍然是科学研究的基本方法。

（三）观察的要求

1. 科研需要全面观察　"全面"是指观察的广度和深度和时间的连续性。整体观察和动态观察是现代临床观察了解和发现疾病的两种主要方法。整体观察是从空间观察疾病，动态观察是从时间观察疾病。只有将两者紧密结合，观察才能更加全面。

2. 科研需要系统观察　"系统"是指以特定计划顺序进行的观察。只有通过这种顺序才能保证观察的完整性。医生对患者进行身体检查的严格顺序是系统观察的一个例子。

3. 科研需要客观观察　观察应该是真实的，没有任何情绪色彩，头脑中没有丝毫主观偏见，不用通过有色眼镜观察事物，不用自己的假设或假设修改观察结果。避免预先制作或预设的框架。

4. 科研需要精确而细致的观察　密切观察相似事物中的微小异同和微小变化。必须消除妄想、幻觉和先入为主的影响，以使观察结果与现实相符。

（四）临床观察

临床观察的对象是人，临床观察指的是在临床上采用各种方法，包括医生的直观感觉和使用的各种观察工具及检查技术手段，在患者身上取得反映疾病过程的各种信息资料，然后加以分析判断，以期认识疾病和防治疾病。临床观察是医学研究中最早、最基本的、最重要的研究方法，是医学形成、发展和检验医学理论的主要科学实验基础。医学起源于临床观察，如果没有对疾病的直接观察，也就没有医学的产生和发展。

在古代经验医学中，人类只能通过对疾病表面现象的直观感知来识别疾病，而医生只能通过自己的感官直接观察患者的身体体征和病情变化。随着近代实验医学的发展，人们逐步学会利用工具提高直观感知的观察效果。许多实验技术和方法被运用到观察研究方法中，以细化和深化观察研究方法的技术手段，在更高层次上扩展观察的深度和广度。如使用全面的生理监测系统时，可以快速准确地获取各种数据，并进行持续、即时的动态观察，及时发现疾病的细微变化，更深入地了解疾病的发展和动态过程。近年来，大量医学影像学、分子生物学、免疫学领域的先进技术手段正在临床应用，使观察性临床研究走上了一条具有可追溯性、准确性和快速及时反映动态过程的新道路。

虽然现在动物实验方法在医学研究中越来越占有重要的地位，但这并不能代替临床观察，也不能降低临床观察的意义。动物和人终究有差异，动物实验的结果不一定与人体的情况完全相符，最后还必须经临床观察验证。有些疾病是人类独有的，如精神类疾患，这些疾病至今还没有建立起动物模型。因此只能采用临床观察或实验的方法对其进行研究。有些疾病的规律，如某些遗传疾病的遗传关系，某些疾病的流行规律等只有通过临床观察才能阐明。

二、科学实验法

（一）实验的概念

实验（experiment）是人们根据研究的目的，利用科学仪器、设备，人为地控制自然现象，排除干扰，突出主要因素，在有利的条件下研究自然规律的一种方法。科学实验是从生产实践中分化出来为认识自然规律服务的一种实践活动。实验法是现代医学科学研究中最重要、最常用的基本方法。

实验的种类很多，根据揭示实验对象质和量的不同特征，可以分为定性实验和定量实验；根据实验的性质，可以分为探索性实验、验证实验、中间实验、测定实验、对照实验、析因实验等；根据实验的步骤，可以分为预实验、决断实验、正式实验等；根据实验对象原型和模型的不同，可以分为原型实验和模拟实验等；根据实验对象的种属，可分为动物实验、细菌实验等。

（二）实验的优点及意义

1. 实验可以进一步纯化和简化对象　简化是科学研究的重要原则。自然界的现象非常复杂，不同的事物相互联系、相互作用、相互纠缠，这往往使人类很难找出哪些因素与哪些因素有关，又是如何联系起来的。在自然条件下观察，这种简化和纯化的效果是间接的，对于许多现象来说仍然非常困难。在实验中，人类可以利用科学仪器和设备创造的条件来消除自然过程中各种随机和次要因素的干扰，使人们认识到研究对象在自然状态下很难观察到的性质和联系。

实验法还可将自然过程缩短、简化或撇开次要因素而加快观察研究的速度，如遗传学方面的研究。在实验科学方法论的指导下，医学得到了很大的发展。17世纪哈维应用动物活体解剖实验方法研究血液，建立了血液循环学说，开创了科学生理学，揭开了现代医学发展的序幕。20世纪初，巴甫洛夫应用慢性实验方法研究条件反射，论证了人体的整体统一性，为近代医学的发展奠定了科学的基础。

2. 实验可以强化研究对象　自然界中的许多现象在正常条件下往往不容易发生，而只能在超高压、超低温、高真空、超强磁场、强中子源、强辐射等一些极端条件下发生，这些在自然界中是无法直接控制的现象，却可以在实验室中制造出来。通过巧妙的设计实验法可以模拟、复制人类不能亲身经历或难以为人们所利用的自然过程，甚至可以创造出自然界本身不存在的过程而对其加以考察利用。比如，生命起源是人类不能亲自经历的自然过程，但人们可以在实验室中模拟、复制地球早期的还原性大气条件，从一些无机物中制造出一些构成生命的有机物来。另外，还可以模拟研究对象的运动过程，间接对这种随时间变化的现象和不能直接测试的对象进行实验研究，以了解对象的性质。

3. 实验的结果相对稳定　取得的结果相对稳定，可以重复出现，便于鉴别。

第三节　科学思维方法

一、概述

（一）科学思维的概念

思维是认识的高级阶段，即理性认识阶段。思维是对现实进行普遍的、间接的反思的过程。思维通过概念、判断和论证来反映现实。只有通过思维，才能逐步了解客观事物的内在矛盾，了解其规律性，才能达到正确认识客观世界、进一步改造客观世界的目的。概念形成过程、判断形成过程都是思维过程。它是科学认识从感性阶段向理性阶段飞跃的关键环节。

现代科学思维以整体概念和关联概念为特征，是实现经验知识向科学理论转变不可或缺的前提。随着更多经验知识的积累，理性思维会对这些知识进行分析、比较、综合和概括，从而实现从经验知识到科学理论的飞跃。因此，科学成果的产生，从某种意义上说，是研究人员进行科学思维的结果。

医学科学研究不仅要通过观察和实验来获得经验事实，而且要运用逻辑思维方法对获得的感性材料进行加工，深入探究事物的内在联系，从而对现象内在的规律进行解释。没有逻辑方法等思维工具的使用，感性知识无法提升为理性知识，更不能用于指导医疗实践。因此，从某种意义上说，思维能力是衡量医学研究人员科学能力的重要指标。

（二）科学思维的工具

科学语言是科学思维的工具。语言分为自然语言和科学语言。自然语言是人们在社会实践过程中自然形成的语言。自然语言具有不可逾越的特性和缺点，比如：自然语言具有表现力但含糊不清。自然语言的语法规则是复杂的、混乱的和模棱两可的。自然语言的结构笨拙、效率低下，不能很好地建立模板，不能准确地表示思想的逻辑结构和所反映对象的客观属性。科学语言是在克服自然语言固有缺点的基础上，以科学思维和交流的特点为基础的自然语言和人工语言相结合构成的语言系统。

科学语言最基本的特征是单义性。科学语言内容客观准确，形式简洁。这些属性的获得是基于在自然语言中添加术语、符号、公式和图表而实现的。科学语言信息量大，只传达信息，不传达情感，它只能用于某些特定领域。

（三）感性认识与理性认识

人类的认知是一个复杂而统一的过程，它产生于社会实践，是人脑对客观世界的反映。感性阶段是感觉和印象阶段，获得生动直观的感性知识，而理性阶段是抽象思维阶段。

1. 感性认识的本质 在改造客观世界的实践中，人们接触到客观世界中直接作用于人的感觉器官（眼、耳、鼻、舌、身）的各种事物，兴奋的听觉神经或视觉神经立即将信息传递到大脑，并反映在大脑中，这种反映称为感性认识。

感性认识的形式是感觉，感觉是人类思维对目标的个体属性的反映，例如人们对颜色、个性、大小、冷热、气味、干燥和潮湿等不同感觉的有机组合，反映认识对象比较完整的外在形象，包括身体服装、声音、手势等。这是人们对目标印象的回忆和简单概括。它不反映事物的本质，它是直接的、直观的、有生命力的。

2. 理性认识的特征 人脑对从感性知识中获得的原材料或半成品进行加工和转化，以更好地反映客观性的阶段是认识的理性阶段，获得的知识称为理性知识，它能让我们更准确地把握客观事物的本质和规律。理性认识的形式是概念、判断和推理。

（1）概念 概念是事物的本质属性在人脑中的反映。概念反映的是事物的本质和规律，而不是事物的现象。概念是人类多年实践的产物，是人类在感性认识的基础上进行思考和主动加工的结果，是理性认识的最基本单位或形式。科学概念是科学思维的"细胞"，概念依靠抽象来概括感性知识无法掌握的内容。

（2）判断 判断是一种肯定或否定客观事物的思维方式，它揭示事物具有的属性和不具有的属性，以及事物之间的关系。判断由概念组成。概念的认识内容必须通过判断加以解释，概念所反映的事物的各种特征通过判断来揭示。

（3）推理 推理是从已有的判断中得出新判断的思想，是人们间接认识现实的过程。推理充分体现了人类思维"由外而内，由此及彼"的强大效应。已经存在于推理中的判断称为前提，从前提导出的判断称为结论。其基本特征是未知源于已知。这是人们间接了解现实的一种方式。

二、科学思维的逻辑方法

（一）归纳法

1. 概念 归纳（induce）是根据对某类事物中具有代表性的部分及其属性之间必然联系的认识，得出一般性结论的方法。也就是从个别或特殊的知识中概括出一般性知识，从个别事件中概括出一般性原理的一种思维方法。归纳法在科学研究中对于整理经验材料、得出科学结论、依据某些事实提出科学假说，以及指导科学实验等，都具有积极作用。

科学归纳法：通过对某类事物中的部分对象进行研究，在找出这些对象与某种属性间的必然联系的基础上，得出该类事物全部对象具有这一属性的推理方法称为科学归纳法。

2. 特点

（1）归纳得出的结论范围超出了研究对象的范围，但如果对事物内在关系的分析是正确的，结论一般是可靠的。当然，我们不能保证结论的绝对正确性。随着目标的发展和修正，以及人类实践的深入，现有科学归纳推理得出的原理、规律和结论也在不断地修正。归纳是一个过程，引导人类的认识从相对真理到绝对真理。

（2）由于在发现对象与属性之间必然的联系后才能得出结论，这样人们不仅知道发生了什么，而且知道了原因，从而加深了对事物的理解。

（3）结论所依据的事实数量并不那么重要。即便事实很少，只要把握好内在规律，找到个性中的共性，也能做出概括。如果我们能够正确把握并科学分析典型案例，弄清事物的本质，就可以将个体的结论概括为普遍的结论。

（二）演绎法

演绎（deduce）是从一般性知识引出个别性知识，即从一般性前提得出特殊性结论的过程。演绎推理的前提与结论之间存在着必然联系，只要推理的前提正确，推理的形式合乎逻辑，则推出的结论也必然正确。

演绎是从一般到个别的思维方法；归纳则是通过对个别事物、现象进行观察研究而概括出一般性的知识。归纳与演绎二者可以互相补充、互相渗透，在一定条件下可以相互转化。

（二）类比法

1. 概念　类比推理（analogise）亦称"类比"，它是根据两个或两类对象之间的某些属性相似，进而推出它们在其他方面的属性也相似的一种逻辑推理方法。类比推理的基础是比较的思维方法。利用比较找出两个或两类对象之间的相似关系，根据对其中一方的特征及规律的认识，来猜测另一方的特征及规律。

2. 特征　类比推理的客观基础是事物属性间的相互联系和相互制约，推理的方向是从个别到个别、从特殊到特殊，从前提与结论的关系上看有两个显著的特征。

（1）类比所要求的前提条件最少，任何两个对象之间的任何一点相似，都可以成为类比推理的条件。

（2）类比推理是从特殊到特殊的思维过程，它的结论是或然的，即其前提为真，但不能保证结论为真。由对象之间的类似而进行的由此及彼的类比推理，可以给人以新的启示，可以引起丰富的联想，可以通过类比产生富有创造性的结论。

（3）用类比推理所得的结论只有一种可能性，正确或者错误。造成这种局限性的主要原因在于类比只利用了对象之间的相似性，而忽视了对象之间的差异性。相似是类比的客观基础，差异性限制了类比的结论。在医学科学研究中，如果只看到研究对象之间的相似性而忽视了它们之间的差别，则不可避免地将某些具有不同本质的对象视为同一对象。

在进行类比推理时就必须注意以下原则：必须注意类比的两个对象的本质属性，准确理解前提和结论之间的必然联系。只有这样，得出的结论才更可靠。应该尽可能多地列出两种事物共有或不共有的属性。

（三）比较法

比较（compare）是医学实践中的一种重要逻辑方法，是识别对象之间的相似性或差异性的合乎逻辑的方法。比较的基本特征是通过对比揭示事物的异同。可以在相似对象之间、不同对象之间进行比较，也可以在同一对象的不同方面、不同元素、不同属性和不同状态之间进行比较。

比较方法的使用有助于对医疗对象进行定性识别和定量分析，从而达到辨别的目的。它帮助我们理解医学对象，发现新的医学事实，激发研究思路。将理论研究结果与实验研究结果进行比较，可以清楚地评估理论研究的结果并发展医学理论。

使用比较法应遵循以下原则：首先，调查目标必须具有可比性。可比性是比较的前提。所谓可比性，是在相同关系的相同条件下进行的，要保持一致性或平衡。如果不解决可比性问题，就无法得出正确的结论，就会出现不相关的逻辑错误。其次，比较标准必须相同。在医学研究中，观察结果要依据相同的设定标准，不能将不同观察标准下获得的结果进行比较。

（四）分类法

分类（classify）是在比较的基础上，根据对象的共性和特性将若干现象区分为不同种类的思维方法。分类法与比较法是相互关联的，没有比较就没有分类。医学科学研究应用分类法，除必须遵守比较法应遵循的前提条件外，还应遵守标准同一、逐层逐级、相应相称等规则。

（五）分析法

分析（analyse）是将整体的对象研究分解为各个部分、要素、单元、环节或层次，并分别进行考察的思维方法。医学研究离不开分析方法，医学分析的必要性取决于医学研究课题的复杂程度。医学研究的学科各个要素单元组成，为了理解整个学科，可将整体的各个部分和要素暂时分开考察，进行科学的理论分析，揭示所要解决的问题。

分析方法在医学知识和实践中起着非常重要的作用，主要表现在以下方面。分析是医学认识的前提，它促进了医学的发展。分析对象的不同部分或元素，对其分别进行考察，通过分析细节可揭示对象不同部分或元素之间的联系。分析是理解整个医学研究课题的先决条件。不通过分析了解对象的组成、结构和功能行为，就不可能了解整个研究对象。

应用分析方法时必须遵守以下原则：首先，分析必须针对新的综合。客观上，构成整体的各个要素本来是有联系的，所以为了分析这些要素，应暂时将需要研究的要素与整体分开，然而，这并不是分析的最终目的，而是一种获取知识的手段。分析的目的是通过现象了解本质，逐个分析研究的目的是为了更好地进行新的综合。其次，分析应从最简单的元素开始。要了解事物的复杂性，需要分析构成它最简单的元素，然后单独考察它们。只有分析了最简单的元素，并且分析这些元素的区别与联系，其复杂性才能完全暴露。

（六）综合法

综合（synthesize）是将已有的关于研究对象的各个部分、方面、因素、环节和层次的认识联结起来，形成对研究对象统一整体的认识方法。综合是以分析为基础的，综合是分析的归宿。

综合方法在医学认识上具有重要的作用：综合能揭示事物在分解状态下不曾显现出来的特性，能够形成对事物的统一认识，从而全面地把握事物的本质。综合是通向医学发现和医学技术发明的重要途径。

按照对象与方法的不同，综合可以分为以下四种：在实践的基础上对事物各方面有了进一步认识以后，在新的高度上进行新的抽象概括的概念综合；用经验中比较熟悉的、可观察的图像来表示对象的整体结构的直观图像综合；用反映对象的本质属性和规律的概念，系统、全面地描述对象的原理综合；直观和简易地对事物原型整体结构进行模拟的模型综合。

使用综合方法时必须遵守以下原则：综合是在详细分析基础上进行的，应与分析相结合。分析是综合的基础，高层次的综合只有在详细分析的基础上才能实现。全面了解不仅是上一阶段的结束，也是新阶段的开始。为了加深理解，每一次综合都需要我们进行新的分析并回到新的综合。综合是根据感兴趣对象的真实面貌进行的，必须创造性地形成对对象的整体理解。换言之，综合是一种创造性思维活动，但这种创造性活动必须与客观现实相对应。

三、科学思维的非逻辑方法

非逻辑思维方法是不遵循一般逻辑规则的特殊思维方法，如形象、直觉、灵感、猜测等。

（一）形象思维

形象思维是以事物的形象为思维的对象和基础，在形象地反映客观事物的具体形态的感性认识基础上，通过联想和想象等思维形式来揭示客观事物本质及其规律的思维方式。

形象思维是建立新的概念、形象，发现新的联系和规律的有效且重要的思维途径。想象可以超越客观对象及其所处的环境条件的各种限制，通过在头脑中纯化和概括客观对象，使认识直接触及事物的本质，使科学研究表现出极大的创造性。形象思维具有创造性，还具有形象性、概括性和幻想性等特点。

（二）直觉思维

1. 概念　直觉思维简称"直觉"。直觉是一种思维形式，它是对问题的答案做出合理的猜测、假设或突然的洞察，而无需严格的、逐步的分析或推理。在创新的重要时刻，直觉往往起着决定性的作用。

直觉思维是指不受某些固定逻辑规则的限制，直接把握事物本质的思维形式。在科学研究中，能够快速抓住机遇并准确评估其隐含的科学价值，就是科学直觉的力量。

2. 直觉思维的特征

（1）直接性　即主体不通过一步步的分析过程而直接获得对事物的整体认识，这是直觉思维最基本和最显著的特征。

（2）快速性　指思维的结果产生得太快，以至于思考者无法从逻辑上解释正在进行的过程。

（3）跳跃性　在认知过程中，分析思维以常规方式逐步呈现，当直觉思维出现时，原有常规约束被去除，认知过程快速跳跃直接得出结论。

（4）个体性　思维者的知识经验与思想品质相结合，表现出直观的个性。

（5）坚信感　用直觉进行推理时，要寻找区分直觉和冲动行为的敏锐感觉和意识。确保你本能地相信直觉结果的正确性和真实性，以及分析处理和实验验证的必要性。

（6）或然性　不合逻辑的思维不可避免，它显示了直觉思维的局限性。

（三）灵感思维

1. 概念　灵感思维是在无意识的情况下产生的一种突发性的创造性思维活动。

2. 特征

（1）突发性　灵感往往是在意想不到的时刻出现，让长期思考和冥想的问题一下子解决了。这是灵感思维最突出的特征。

（2）偶然性　灵感出现的时间、地点和条件都让人难以预测，带有很大的偶然性。

（3）模糊性　灵感的产生往往是闪现式的，它所产生的新线索、新结果或新结论使人感到模糊不清。必须辅以形象思维和抽象思维才能精确显现。形象思维、抽象思维都是有意识地进行的，而灵感思维则是在无意识中进行的，这是两者的根本区别。

灵感思维和直觉思维是两个容易混淆的概念。它们的主要区别是灵感在产生之前往往有一段对问题的顽强探索时间，直觉思维则是在很短的时间内对问题进行迅速而直接的判断；灵感的产生常常出现在思考对象不在眼前，或在思考别的对象的时候，直觉思维则是对于出现的事物或问题所给予的迅速理解和判断；灵感可能产生于主体意识清楚的时候，也可能出现在主体意识模糊的时候，直觉思维则是出现在主体神智清楚的状态；灵感往往是在某种偶然因素的启发下使人得以顿悟，直觉思维产生的原因则是为了迅速解决当前的问题；灵感在出现方式上带有突发性，出乎人的意料，直觉思维的产生则是在人的意料之中；灵感的结果与解决某一问题相联系，直觉思维的结果则是对该事物做出直接的判断和抉择。当然，灵感思维和直觉思维也有着共同的地方，这就是它们与抽象逻辑思维相比，都属于非逻辑思维，都表现为不连续的跃迁性推理程序，而且，灵感思维和直觉思维也有一定的联系，直觉思维往往需要借助灵感思维来实现其对问题直接快速的抉择；而灵感思维常常需要借助直觉的启蒙，对问题产生突如其来的理解和洞察。

（四）创造性思维

1. 概念及特征　创造性思维是科技研究者在原有的知识和经验基础上，运用与探索对象及探索过程相匹配的、独特的科学思维形式来了解对象的本质和规律，从而获得新思想、新观点、新理论、新方法的思维过程。

创造性思维的基本特征：独立性和自主性、多向性和联动性、综合性和超越性。

2. 创造性思维的形式

（1）非逻辑思维形式：想象、直觉和灵感等。

（2）逻辑思维形式：演绎、归纳、类比等。

3. 创造性思维发挥的机制

（1）创造性思维发挥的生理基础　思维是人类大脑的一种功能。人脑右半球的功能主要是以形象思维的形式产生创意，而人脑的左半球的功能主要以抽象思维的形式进行分析、证明。在创造性思维中，人脑的两个半球不仅执行任务，而且协同工作。"想象力的产生"和"分析论证"两个过程相互关联、交叉，可以快速完成创意，并获得创意思维结果。因此，人脑的功能是创造性思维的生理基础。

（2）创造性思维发挥的心理基础　创造性思维的心理机制主要与创造性思维中意识和潜意识的协同作用有关。意识是人们能够认识和控制的一种心理活动，如知觉、情感、判断、推理、意志等。潜意识是人们不知道或不承认他们可以控制的心理活动。意识和潜意识是人脑对客观事物不同层次的反映。创造性思维的形成在心理上是基于意识和潜意识的协同作用。

（3）创造性思维的形成是发散性思维与收敛性思维的优化综合　发散思维是指从同一主题开始，向不同方向发散，从不同方向考虑不同解决方案和答案的思维过程。它具有"流畅、灵活、独特"和"思想开放"的特点。收敛性思维是从同一研究课题出发，尽可能利用已有的知识和经验，聚焦一个方向，寻求正确答案的一种思维方式。在创造性思维的过程中，二者相互补充、相互配合。发散性思维应该建立在收敛性思维的基础上，并对收敛性思维进行引导。

（4）创造性思维的发挥是逻辑思维与非逻辑思维的辩证统一　纯粹的逻辑思维不太可能产生创造性的结果，不合逻辑的思维更不可能产生创造性的结果。因此，依靠创造性思维方法来完成科学创造的过程，必须是逻辑思维与非逻辑思维的辩证统一和综合运用。

（韩冰冰）

第三章　科研伦理与学术规范

第一节　人体实验的伦理学原则

医学研究的目的是探索生命本质，阐明疾病发生发展的机制，以促进人类健康和科学进步。医学研究的内容包括人类生理、心理和各种社会因素。人们进行研究以促进科学进步的同时，承担了研究带来的不便和风险，并引起了伦理学关注。因此，在医学科学研究中遵循伦理原则非常重要，尤其是在科学与伦理发生冲突的时候。

一、医学科学研究的基本伦理原则

1978 年发表的《贝尔蒙报告》是有关生物学研究伦理的经典报告，它明确了人体研究的基本伦理原则，并且制定了从事人体实验时应遵循的准则。生物学研究中需要遵守的三个基本伦理学原则为：尊重个人原则、有益原则和公平原则。

（一）尊重个人原则（respect for persons）

在科学研究中尊重个人原则体现在知情同意上。所有参与研究的个人均有权充分了解研究相关信息并决定是否参与。通过在研究开始前告知研究对象研究目的、操作过程、潜在危险和预期收益，确保研究对象理解研究相关信息。研究人员还必须声明受试者有机会提问并可以随时退出研究。自愿参加研究是指个人有权决定是否参加研究。只有受试者自愿参与研究，签订的合同才能构成有效的知情同意书。知情同意还包括不可以对受试者实施惩罚或恐吓等强制性方法，以及未经授权的诱惑或奖励等不当行为。

（二）有益原则（beneficence）

科学研究是否合理性需要对风险和收益进行评估。从研究中获得的科学知识必须超过研究给参与者带来的风险，并且应该将风险降到最低。风险包括因违反保密协议和歧视等干预措施而造成被研究者身体、心理、社会和经济伤害的可能性。研究者需要通过筛查可能受到伤害的个人、保护他们的隐私和监测不良反应来降低参与者在研究中的风险。研究中，一旦发现继续研究将会对参与者造成伤害，应立即终止研究。

（三）公平原则（justice）

公平原则要求研究获益和风险公平分配。这体现在研究参与者的公平选择和研究收益的平等获取上。在选择参与候选人时，必须优先考虑那些有承受能力的人。弱势个人和弱势群体只能在特定情况下参与研究。如果因为易于获得、合作和随访等而选择弱势群体作为参与者是不公平的。另一方面，临床研究是有风险的。研究人员应该避免个人获益很少或没有获益的危险干预，但研究人员不要忽视或歧视某些人群，例如妇女、儿童和少数民族而剥夺他们从研究中获益的权利。

二、赫尔辛基宣言

1964 年，世界医学会通过了《世界医学协会赫尔辛基宣言》，又称《赫尔辛基宣言》(Declaration of Helsinki)。该宣言确立了人体医学研究的伦理原则，并强调在进行人体实验时应遵循知情同意和伦理审查委员会的审查。这是对人类进行生物医学研究的伦理原则和限制条件。它也是第二个关于人体实验的国际文件，比《纽伦堡法典》更加全面、具体和完整。《赫尔辛基宣言》共包含 12 个方面共 37 个项目。

三、涉及人的医学科学研究的伦理审查

为了更好地保护人的生命和健康，维护人的尊严，尊重和保护受试者的合法权益，进一步规范学术行为，世界各国越来越重视医学科学研究的伦理审查。我国国家卫生健康委员会于 2016 年 10 月 12 日发布的《涉及人的生物医学研究伦理审查办法》有力推动了我国医学研究的伦理督查。

伦理审查委员会（Institutional Review Board，IRB）负责对涉及人的生物医学研究项目进行伦理审查及开展相关伦理审查培训，保证研究过程中遵守伦理准则，促进生物医学研究规范开展。IRB 委员主要是来自不同学科的专家组成。我国《涉及人的生物医学研究伦理审查办法》规定，从事涉及人类生物医学研究的医疗卫生机构应当设立 IRB，并采取有效措施保障 IRB 独立开展伦理审查工作。医疗卫生机构未设立 IRB 的，不得开展涉及人类的生物医学研究工作。另外，该审查办法还规定 IRB 委员应当从生物医学领域和伦理学、法学、社会学等领域的专家和非本机构的社会人士中遴选产生，人数不得少于 7 人，并且应当有不同性别的委员，少数民族地区应当考虑有少数民族委员参加。

第二节　动物实验的伦理学原则

实验动物是通过人工饲养控制其携带的微生物，具有明确的遗传背景或来源清楚，用于科学研究、教育、生产等科学实验的动物。动物实验是在生命科学领域中观察、记录人为改变环境条件下实验动物的反应和表现，探索其发生机理和发展规律，解释客观规律的行为，是医学研究的基本方法之一。动物实验会引起实验动物不同程度的疼痛并造成伤害。随着人类文明的进步和社会的发展，人们对动物的保护已经形成共识，但对动物实验的看法仍然存在分歧。因此，保护动物和进行科学实验之间的矛盾，是一个亟待解决的现实问题。在医学科学研究中，必须科学、合理、人道地使用实验动物。动物

实验应运用科学精神，同时权衡对动物的潜在伤害和实验产生的潜在收益，以尽量减少伤害，获得最大化收益。如果动物实验是科学研究的一部分，为了人类的共同利益，并且是科学研究所必需的，那么它就具有一定的合法性。如果只是满足好奇心，并没有明显的收益或实际意义，那么不必要的重复实验则有悖于伦理。

一、动物福利

动物福利指应该合理、人道地使用动物，尽量保证动物在生理、精神上享有最基本的权利，如给予一定的居住设施、食物和饮水，免受疼痛、惊吓、不安和恐惧等，当必须处死时采取合适的处死方式和措施等。国际上普遍提倡动物福利，以保障动物处于舒适、健康、快乐等自然生活状态的五项自由，包括免于饥渴的自由，生活舒适的自由，免于痛苦、伤害和疾病的自由，免受恐惧和焦虑的自由，表达天性的自由。因此，医学科学研究人员必须善待动物，尊重生命，在可能的条件下为实验动物提供更多福利。

二、动物实验 3R 原则

3R 原则即替代（replacement）、减少（reduction）、优化（refinement）原则，由 1959 年英国动物学家 William Russell 和微生物学家 Rex Burch 首先提出，逐渐得到广泛采用。

（一）替代

替代指使用其他实验材料替代动物或使用低等动物替代高等动物，并获得相同的实验效果的方法。如使用转基因小鼠替代猴，用细胞芯片替代有生命的动物等。

（二）减少

减少指使用较少量的动物获取同样多的实验数据或使用同等数量的动物以获得更多数据的方法。可以通过合理设计实验方案和实验数据的统计分析、重复使用动物、提高实验成功率、使用高质量的实验动物等方法实现减少原则。

（三）优化

优化指对必须使用的实验动物尽量减少非人道程序的使用频率和危害程度的方法。可通过改进或完善实验程序，避免、减少或减轻给动物造成的疼痛及不安，或为动物提供适宜生活条件，保证动物康乐，保证实验结果可靠性和提高实验动物福利。

三、善待实验动物的主要措施

善待实验动物是指采取有效的关爱措施，保障实验动物的福利权益，避免不必要的伤害。我国科技部于 2006 年发布的《关于善待实验动物的指导性意见》，对实验动物饲养管理过程、使用过程和运输过程中如何善待实验动物提出了具体的意见。饲养管理过程和使用过程中善待实验动物的指导性意见如下。

（一）饲养管理过程

实验中需要为实验动物提供清洁、舒适、安全的生活环境。饲养室的内环境指标不得低于国家标准。

实验动物笼具、垫料质量应符合国家标准。笼具应定期清洗、消毒；垫料应灭菌、除尘，定期更换，保持清洁、干爽。各类动物所占笼具最小面积应符合国家标准，保证笼具内每只动物都能实现自然行为，包括转身、站立、伸腿、躺卧、舔梳等。笼具内应放置供实验动物活动和嬉戏的物品。孕、产期实验动物所占用笼具面积，至少应达到该种动物所占笼具最小面积的110%以上。对于非人灵长类实验动物及犬、猪等天性喜爱运动的实验动物，应设置运动场地并定时遛放。运动场地内应放置适于该种动物玩耍的物品。

饲养人员不得戏弄或虐待实验动物。在抓取动物时，应方法得当，态度温和，动作轻柔，避免引起动物的不安、惊恐、疼痛和损伤。在日常管理中，应定期对动物进行观察，若发现动物行为异常，应及时查找原因，采取有针对性的必要措施予以改善。饲养人员应根据动物食性和营养需要，给予动物足够的饲料和清洁的饮水。其营养成分、微生物控制等指标必须符合国家标准。应充分满足实验动物妊娠期、哺乳期、术后恢复期对营养的需要。对实验动物饮食、饮水进行限制时，必须有充分的实验理由，并报实验动物伦理委员会批准。实验犬、猪分娩时，宜有兽医或经过培训的饲养人员进行监护，防止发生意外。对出生后不能自理的幼仔，应采取人工喂乳、护理等必要的措施。

（二）使用过程

实验动物应用过程中，应将动物的惊恐和疼痛减少到最低程度。实验现场避免无关人员进入。在符合科学原则的条件下，应积极开展实验动物替代方法的研究与应用。

在对实验动物进行手术、解剖或器官移植时，必须进行有效麻醉。术后恢复期应根据实际情况，进行镇痛和有针对性的护理及饮食调理。保定实验动物时，应遵循"温和保定，善良抚慰，减少痛苦和应激反应"的原则。保定器具应结构合理、规格适宜、坚固耐用、环保卫生、便于操作。在不影响实验的前提下，对动物身体的强制性限制宜减少到最低程度。处死实验动物时，须按照人道主义原则实施安死术。处死现场不宜有其他动物在场。确认动物死亡后，方可妥善处置尸体。在不影响实验结果判定的情况下，应选择"仁慈终点"，避免延长动物承受痛苦的时间。灵长类实验动物的使用仅限于非用灵长类动物不可的实验。除非因伤病不能治愈而备受煎熬者，猿类灵长类动物原则上不予处死，实验结束后单独饲养，直至自然死亡。

四、动物实验的伦理审查

动物实验开始实施之前，研究计划应交由实验动物伦理委员会审查批准。2018年我国发布《实验动物福利伦理审查指南》国家标准（GB/T 35892-2018），指南中规定了如下伦理审查原则。

（一）必要性原则

实验动物的饲养、使用和任何伤害性的实验项目应有充分的科学意义和必须实施的理由为前提。禁止无意义滥养、滥用、滥杀实验动物。禁止无意义的重复性实验。

（二）保护原则

对确有必要进行的项目，应遵循 3R 原则，给实验动物以人道保护。在不影响项目实验结果的科学性情况下，尽可能采取替代方法、减少不必要的动物数量、降低动物伤害使用频率和危害程度。

（三）福利原则

尽可能保证善待实验动物。实验动物生存期间包括运输中应尽可能多地享有动物的五项福利自由，保障实验动物的自然生活及健康快乐。各类实验动物管理和处置，要符合该类实验动物规范的操作技术规程。防止或减少动物不必要的应激、痛苦和伤害，采取痛苦最少的方法处置动物。

（四）伦理原则

尊重动物生命和权益，遵守人类社会公德。制止针对动物的野蛮或不人道的行为；实验动物项目的目的、实验方法、处置手段应符合人类公认的道德伦理价值观和国际惯例。实验动物项目应保证从业人员和公共环境的安全。

（五）利益平衡性原则

应以当代社会公认的道德伦理价值观，兼顾动物和人类利益，在全面、客观地评估动物所受的伤害和人类由此可能获取的利益基础上，负责任地出具实验动物项目福利伦理审查结论。

（六）公正性原则

审查和监管工作应保持独立、公正、公平、科学、民主、透明、不泄密，不受政治、商业和自身利益的影响。

（七）合法性原则

项目目标、动物来源、设施环境、人员资质、操作方法等各个方面不应存在任何违法违规或违反相关标准的情形。

（八）符合国情原则

福利伦理审查应遵循国际公认的准则和我国传统的公序良俗，符合我国国情，反对各类激进的理念和极端的做法。

第三节 学术道德与规范

道德是在特定经济基础上形成的一种社会意识形态，它以行为规范来调节人与人之间的关系，使社会能够稳步和谐地发展。人们在专业活动中的行为规范是职业道德，科学家在科学研究工作中的行为规范是学术道德。学术道德是进行学术研究时必须遵守的规范和准则，是获得科学研究成果的必备条件。然而，近年来学术失范现象层出不穷，造成了诸多不良的社会影响。因此，在加强科学研究者专业知识教育的同时必须加强科研道德和学术规范教育，以净化医学研究学术氛围，促进科学研究的良性发展。

一、医学科学研究道德规范的主要内容

（一）诚实

诚实是科研伦理的核心，是诚信的基础，也是其他几个要素的必要前提。科研工作者在实验、论文撰写、与其他科研人员交流、面对结果与自己初衷不符的事实时都必须彻底的诚实，否则将丧失科学目标、同行信任、合作交流的机会和社会公信与支持。

（二）信任

信任是对诚实的自然反应，信任的必要前提是诚实。相互信任是学术共同体和谐发展的重要基础，有助于科研工作的顺利开展。信任是取得进步的必要条件，如果缺乏必要的信任，就很难开展科研合作，更不会产生意义重大的科研成果。作为科研工作者，应该努力营造相互信任的学术氛围，彼此自由坦诚地交换学术意见，充分发挥每个研究者的最大潜能。

（三）公平

公平的前提是无私。公平无私是科研团队合作的基础，团队中的每个成员都应得到公平对待，公平分享科技成果，公平开展学术竞争，公平完成学术评价。

（四）尊重

尊重应贯穿于科学研究的全过程。尊重合作方的能力、贡献和价值取向，与合作方共享研究成果，不侵害合作方利益；尊重来自同行和其他方面的争论和批评，对他人的质疑应采取开诚布公和不偏不倚的态度；尊重他人的著作权，以引证方式承认和尊重他人的研究成果。

（五）责任

责任是学术诚信的重要保证。科研工作者不仅要在学术诚信行为上发挥示范作用，在面对学术不良行为时还要以身作则，坚决抵制学术不端行为。

二、科研活动中的学术不端行为

学术不端（academic misconduct）是指在科学研究和学术活动中的各种造假、抄袭、剽窃和其他违背科学界公认道德的行为。学术不端行为是缺乏科学精神，违背科学道德的行为，严重影响着科学技术的发展，损害了科技工作者的形象，必将受到社会的严惩。

（一）学术论文发表规范

为弘扬科学精神，加强科学道德和学风建设，抵制学术不端行为，端正学风，维护风清气正的良好学术生态环境，2015 年中国科协、教育部、科技部、卫生健康委、中科院、工程院、自然科学基金委印发《发表学术论文"五不准"》的通知，该通知重申和明确了科技工作者在发表学术论文过程中的科学道德行为规范。通知的主要内容如下。

1. 不准由"第三方"代写论文　科技工作者应自己完成论文撰写，坚决抵制"第三方"提供论文代写服务。

2. 不准由"第三方"代投论文　科技工作者应学习、掌握学术期刊投稿程序，亲自完成提交论文、回应评审意见的全过程，坚决抵制"第三方"提供论文代投服务。

3. 不准由"第三方"对论文内容进行修改　论文作者委托"第三方"进行语言润色，应基于作者完成论文的原稿，且仅限于对语言表达方式的改善，坚决抵制以语言润色名义修改论文实质内容。

4. 不准提供虚假同行评议人信息　科技工作者在学术期刊发表论文如需推荐同行评审人，应确保所提供的评审人姓名、联系方式等信息真实可靠，坚决抵制同行评审环节的任何弄虚作假行为。

5. 不准违反论文署名规范　所有论文署名作者应事先审阅并同意署名发表论文，并对论文内容负有知情同意责任；论文起草人必须事先征求署名作者对论文全文的意见并征得其署名同意。论文署名的每位作者都必须对论文有实质性学术贡献，坚决抵制无实质学术贡献者在论文上署名。

（二）高等学校关于学术不端行为的认定

风清气正的学术生态是科学发展的基石，优良学风是大学精神的集中体现。但是近年来，高校学术失范现象频发，严重危及学术研究的严谨性，助长了浮躁浮夸和急功近利的学术风气。为了有效预防和严肃查处高等学校发生的学术不端行为，维护学术诚信，促进学术创新和发展，2016 年教育部发布《高等学校预防与处理学术不端行为办法》（教育部令第 40 号），第一次以规章的形式对高等学校及其教学科研人员、管理人员和学生在科学研究及相关活动中发生的违反公认的学术准则、违背学术诚信的行为做出了规定。该办法规定有以下七种行为之一，经过调查和确认，即被认定为构成学术不端行为。

1. 剽窃、抄袭、侵占他人学术成果。

2. 篡改他人研究成果。

3. 伪造科研数据、资料、文献、注释，或者捏造事实、编造虚假研究结果。

4. 未参加研究或创作而在研究成果、学术论文上署名，未经他人许可而不当使用他人署名，虚构合作者共同署名，或者多人共同完成研究而在成果中未注明他人工作、贡献。

5. 在申报课题、成果、奖励和职务评审评定、申请学位等过程中提供虚假学术信息。

6. 买卖论文、由他人代写或者为他人代写论文。

7. 其他根据高等学校或者有关学术组织、相关科研管理机构制定的规则，属于学术不端的行为。

（赵文晓、王彤、马柯）

第四章　科研选题

第一节　概　述

一、科研的基本程序

科学研究是理解未知事物的过程。它是知识从具体到一般、从一般到具体的迭代循环过程。科学研究的基本程序可以正确引导研究工作的顺利进行，使科学研究活动符合科学规律，取得科学成果。科学研究具有探索性、创新性、继承性和集体性的特点，而探索性和创新性是它区别于其他研究的本质特征。这一基本特征要求学术人员积极主动、有意识和有计划地建立学术研究的正常程序。

第一步，选择一个科学问题。这一阶段主要通过多种线索、途径和方法来确定研究方向、选择研究课题、论证。

第二步，提出科学假设。在获得大量感性资料和经验后，可通过科学抽象思维建立概念，运用逻辑和直觉思维将感性资料合理化，提出科学假说。

第三步，获取科学事实。在确定一个课题之后，科学家需要使用各种方法来收集有关研究对象的直接信息，以获得科学事实。

第四步，建立科学理论。在这个阶段，选择正确的方法来检验和证明假说，直到它被确立为科学理论。

用科学理论指导人们的实际活动，人们又会在实际活动中发现新的科学问题。如此循环往复，重复着实践—认识—再实践—再认识的过程，通过这种方式，认识得以不断深入与提高。

二、医学科研的基本程序

（一）选取科学问题（立题）

立题是科研活动的第一步。科学研究过程，就是提出问题和解决问题的过程。选择并确立一个研究课题，这并不容易，通常需要多次重复。

1. 搜集资料　总结自己和他人的实际经历，进行调研，查阅文献，对资料进行收集。

2. 分析资料　对收集到的事实数据进行整理和分析，找出所研究的科学问题的关键及解决方法，对提出的问题进行假设性回答，并提出科学假说。

3. 初步立题　根据科学假说，对科学问题提出解决的方法和途径，初步建立研究课题。

4. 正式立题　通过预实验，验证科学假说，探索实验苗头和研究方向，搜索必要的数据，为正式实验提供科学依据。

（二）课题设计

课题设计包括为了说明科学问题所采取的方法、步骤。

1. 课题总体设计方案　包括研究内容、研究方法、研究计划、研究人员、物质条件、时间进度，财务预算等设计。

2. 具体实施方案　根据研究内容和任务分工，分别制定各项研究内容具体详细的研究工作方案，其中包括实验设计及调查研究方法。

（三）获取科学事实

按照实验（调查）设计，运用科学方法搜集事实资料。研究人员通过第一手客观事实材料，为以后的理论思维搜集素材，进而做出科学发现和发明创造。

（四）提出科学理论

通过实验、调查等科学方法收集到的各种材料和数据，需要对其进行科学分类和处理，以进行最终的科学分析和抽象。数据整理包括对实验和调查数据的科学准备、大量数据的统计和分析，包括数据系统化、评估和比较组间结果差异、分析因素间相关性等因素。

对结果的理性概括代表了科学研究过程的最终一步，也是最高阶段，即从现象到本质、从个体到普遍认识的过程。在对实验或调查中获得的数据进行分类后，进行分析、综合、抽象和概括从而建立概念。然后使用概念来做出判断和推理，得出新的科学理论，并证实科学假说。

第二节　科研选题

选题指根据一定的原则或标准，采用一定的科学方法对研究课题进行选择和确定。它是一切科学研究的出发点和中心，决定着整个科研设计和整个科研过程的方向。研究课题、研究方法、观测指标的选取、数据处理的方法、结果的分析与讨论等是科学研究选题的核心。科研课题的选择是科学研究的战略决策，直接影响科研的成败及其价值。科研课题选择不当，会使以后的研究非常困难。

一、概念

概念是指提出一个有待解决的问题，并且有一套借助文献资料和个人工作经验，经过分析、归纳、类比和推理等科学思维程序而形成的科学假说及掌握证实这一假说的有效方法和实验手段。即一个有待解决的问题——问题；一个对问题的理论解释——假说；一个证实理论的切实手段——技术路线和方法。

（一）有一个待解决的问题——特定的目的

选题所研究的内容是前人没有研究和涉及的，能填补某一科学领域中的一些空白（国际首创）。

前人对此问题虽有研究，但本人在选题中提出新的实验结果和事实资料，对既往的理论认识有所发展和补充（国际领先）。

国外对此问题早已有过一些资料，但尚需结合我国医学实际进行研究，从而填补国内空白，引进新的医学科学技术（国内领先）。

（二）要有一个科学的假说

假说（hypothesis）：对某一个问题的认识，虽然尚未进行实验，但根据现有的理论进行推理，得出科学的理论解释，叫作假说，又叫设想。假说是对于自然现象规律性的一种推测，研究者可以根据假说确定的研究方向进行主动的、有计划的观察和实验，避免盲目性和被动性；帮助研究者确立一个明确的目标，看清事物的内部规律。

二、过程

（一）定方向与领域

科学研究必须有明确且相对稳定的方向。只有确立了科研方向，才能有明确的目标，才能有长期的积累，才能有持续的进步。因此，在选择主题之前，需要先选择方向。

研究方向按其广度可分为多个级别。最大的方向是我国的科研总方向，其次是各级单位的主要方向，第三是研究人员个人的研究方向。我国科学研究的总方向是科学技术为建设国家经济服务、为生产服务、为社会主义服务。凡从事科学研究的单位和人员，必须遵守本通则。换言之，单位或个人的科学研究方向必须与中国社会发展的当前和 /或长期需要相适应。各级单位的主攻方向是根据我国科研工作的总体方向，统一确定符合生产需要的各单位的任务。

（二）定课题

选题首先要确定本项科研的目的和对象，是科研工作从预备阶段转入主要阶段的关键步骤，是一个课题开展研究工作的起点。确立一个有创新性的课题，往往对科学的发展起着积极的作用。

1. 选题原则

（1）创新性　创造力是选择课题的关键。科学的本质是创造力，没有创新就不能称为科学研究。创新性原则是科学研究的精神，它决定了科学研究能否朝着正确的方向发展，是否能够选择正确的科学方法，它体现了科研成果的价值。独特的科研课题创新必须基于两个方面：一是要搞清楚课题创新性内涵，走在课题发展的前沿，基础理论研究侧重于理论创新和研究思路创新。二是方法创新，重视研究方法的突破和新研究方法的有效运用。

（2）科学性　在选题时需要提供相关事实和科学依据。所有的医学研究都是先前科学研究的延续。在确定一个课题之前，需要阅读大量文献，了解研究课题的历史和现状，借鉴他人的实际经验，学习新发现的规律，确保概念、判断、推理正确。

（3）先进性　科学研究的本质是探索未知。选题的先进性是科学研究的基本价值，是首先要考虑的重要因素。在科学研究中，需要避免不必要的重复，要论证选题的先进原则，首先要明确科学研究的出发点。然后需要传承与创新相结合。科学研究是建立在前人研究基础上的，既需要继承，又需要突破前人的理论观点、思维方式和研究成果。

（4）实用性　选题必须具有一定的实用价值。当然，也有不少基础研究课题最初被认为没有实用价值，甚至科学价值也不是很清楚，但未来会具有重大的科学意义和巨大的应用价值。但是，考虑到我国科研的现状、范围和情况，在选择科研课题时，更注重解决实践中的实际问题，同时避免低估基础研究的重要性。当然，在讨论可行性时，必须妥善处理理论与实践、基础与应用的辩证关系。

（5）可行性　选题要在一定的主客观条件下进行。一切科学研究工作都受到时空限制、主客观条件的制约。因此，选题时应注意：一是正确评价研究人员的知识结构和水平、研究能力、思维能力、研究人员的个人素质。二是要评估研究方法、实验动物需求、临床数据、文献资料、资金支持、研究时间等客观条件能否保障课题的顺利实施。在正式立题之前的预试验，是验证所掌握的条件是否切实可行的有效途径。

2. 选题的资助来源

（1）纵向课题　国家、省市、厅局等各级政府指定的科研行政单位立项的课题属于纵向课题。

（2）横向课题　横向课题是相对于纵向课题而言的。横向课题是指企业的课题，课题负责人和企业是平等协商的合同关系，所以叫横向课题。

第三节　假说的建立与验证

一、假说的建立

在初步确定了选题之后，首先要对准备研究的问题进行思考，依据已掌握的理论和事实形成假设或猜测来解决问题，这就需要建立假说（hypothesis）。然后，根据这些假说来设计实验，进行研究，以便验证、修改或完善假说，甚至使假说上升为理论。"幻想是诗人的翅膀，假说是科学的天梯"（歌德）。任何科学实验都必须建立假说，假说的建立是科研选题的核心环节，正确提出科学的假说是科研人员的基本技能。

（一）假说建立的前提条件

假说是根据已知的科学事实和理论对研究主题提出假设性的解释。以客观事实和科学理论为基础，能够揭示问题的内在性质和规律，这就是科学假说。科学假设应具有以下基本特征。

1. 假说的建立应以必要的科学事实为基础 假说以事实和科学理论为基础，也与已知的科学理论和基本事实相一致。科学假设基于真实的事实，与毫无根据或迷信的言论有着根本的区别。

2. 对于假说的阐释应尽量系统化 假说不仅要以事实为基础，而且要能够解释现有的现象，不仅要解释过去的理论、事实和现象，还要解释过去理论无法解释的事实和现象。一个假说能够得到阐释的范围越大，反映客观规律的程度就越好，对假说的系统解释就更好。一个假说不可能解释所有的事实，但应该能够解释大部分的事实，尤其是与假说成立有关的主要事实。

3. 假说应当可以被实践验证 假说的科学价值在于可被重复和验证。一个好的假说应当是可以重复和验证的，重复和验证得越多，科学价值越大，越接近理论范畴。对于医学科研，科学假设必须在实践中可以重复和验证。

（二）假说建立的步骤

科学假说的建立通常包括以下过程。

1. 准备阶段 在做出初步假设之前，作者应掌握事实，进行深入严谨的观察和总结，综合查阅相关文献，仔细阅读分析，讨论主要矛盾并且找到突破性的想法来解决问题，在此基础上产生的灵感和直觉被称为早期想法或想法的火花。这不仅是做出假说的基础，也是意识进一步发展的前提。这种演绎推理一般是基于已知的知识来想象未知，而不是纯粹的虚构。同时，在选择一个看起来更合理的假设之前，往往需要比较、选择、修改和仔细考虑各种假设。

2. 建立阶段 在初步假设的基础上，对事实和信息、已知科学理论的广泛论证及类比、回归和演绎推理方法的使用之后建立假说。一旦做出假说，就需要根据各种事实对假说进行解释。在这个过程中，需要利用各方面的信息和知识来演绎推理。初步假设只有在理论内容得到证实和改进后才能发展成为相对合理的科学假设。演绎推理的形式和功能在这个过程中非常重要。

3. 完善阶段 假说成立后，应用这个假说一般可以解释已知的事实和现象。完善一个假说的过程主要基于假说是否可以预测未知事实或新现象，这也是评价假说的科学意义及其应用前景的重要因素。如果所有的假设预测都得到了实验证实，那么所建立的假设的正确性就得到了证实。

上述方法建立的假设只是一个猜测，但必须能够解释现有的现象和事实，并做出预测或结论。当然，这些预测和结论必须能够在未来实践中得到检验。

二、假说的验证

科学假说的内容和真实性包含着尚未确定的成分。因此假说必须经过实践（调查、观察和实验）去检验和发展，最后人们才能够真正认识到假说背后内在的规律。要检验和发展假说，必须通过严格的科学实验，只有实验结果证实了假说的正确性，才能上升到理论范畴。

（一）假说的检验

假说检验分为两部分，首先进行假说的逻辑分析，其后进行实验检验。

1. 逻辑分析　主要检验假说在理论上是否成立，逻辑分析的方法主要是逻辑证明和反驳，即从少量的简单前提出发，通过严密的逻辑推理得出的结论，如果与已知的结论和事实不相矛盾，并能由此预测出新的结果，则可进行下一步实验检验。

2. 实验检验　医学实践中假说的实验检验包括调查、观察和实验等不同方法的验证。方法虽然不同，但基本要求却相同，都要求进行科学严谨的科研设计，所得到的结果必须是可重复的。

检验结果大致有以下情况，不同情况应视具体情况具体分析分别对待：

实验结果符合假说的预期结果，这种情况只能认为在你进行实验的特定条件下才是正确的，对有普遍意义的假说一般不被绝对证实，也即真理的相对性。

实验结果部分符合假说预期结果，这种情况要进一步分析实验的科学性和严密性，若无误，对假说进行修改和补充，使之适应矛盾的事实，然后再进行实验，继续修改和补充，直至达到和实验结果相符。

实验结果与假说不符，但也不能否定假说（证伪），这种情况则应从不同角度和侧面再进行检验，而不能随便放弃假说。

实验结果与假说预期结果截然相反，这种情况，即使修改和补充假说也不能自圆其说时，一般考虑放弃原假说。

（二）正确认识假说

1. 科学假说具有科学性和思辨性两个方面　提出假说，必须要有扎实的科学依据，以实践为基础，实事求是。还要勇于创新，勇于思考，勇于打破传统思维。

2. 检验假说不得主观、片面　假说作为一种假设，如果证明与事实不符，无法补充或修改，则必须断然放弃。只有经过实践检验的假说才能发展成规律和理论。

3. 全面对待各种假说　人类活动在不断变化，实践的标准是绝对的，也是相对的。围绕同一现象有几个不同的假说是正常的，两个完全相反的假说有可能是一个事实的两个方面，这使我们能够调查与每个假说相关的事实，并得到重要的启示。

（韩冰冰）

第五章　科研设计

第一节　概　述

一、科研设计的概念与组成

（一）概念

科研设计就是制定完成选题目标的技术路线与实施方案。设计的好坏直接关系到科研的科学性、先进性与可靠性；决定完成课题的速度与是否经济等问题。制订好一份质量优良的设计方案，科研工作就已完成了一半。科研设计是科研计划的核心，它是针对某项科研课题而制订的总体计划与方案。

（二）组成

医学科研设计包括调查设计、实验设计和临床试验设计。医学科研设计应该是专业设计与统计学设计的有机结合。专业设计就是确定课题的专业思路、技术路线与方法，它是科研创新性与学术水平的决定因素，体现在选题、实验实施的各个环节。统计学设计就是确定控制误差方法、改善实验有效性与资料分析方法，控制实验的结果不是非实验因素造成的，它是保证专业设计的布局合理性和实验结论可信性的关键因素。

专业设计与统计学设计的区别如下：①专业设计是运用专业知识进行设计，而统计学设计是运用统计学知识进行设计。②专业设计的内容包括选题、调查（实验）、方法、材料，而统计学设计的内容包括确定设计方案、收集整理资料、确定统计指标、分析和推断方法。③专业设计的目的是探讨实验、观察结果的适用性和创造性，而统计学设计的目的是探讨实验、观察结果的可重复性、高效性。

二、科研专业设计的基本要素

科研专业设计包括最基本的三大要素，即处理因素、实验对象与实验效应。

（一）处理因素

实验中根据研究目的确定的由实验者人为施加给受试对象的因素称为处理因素，如药物、某种手术等。在设置处理因素时，应注意以下几个问题。

1. 确定实验中的处理因素及强度 由于因素不同及同一因素水平不同，造成了因素的多样性，故在实验设计时，有单因素及多因素设计之分。所谓单因素设计是指设定一种处理因素，如观察药物处理前后的变化。多因素设计是指设定几种处理因素同时观察。

此外，处理因素的水平可以是单一水平也可以是多水平。单因素单水平的实验简单易行，但效率低，如观察某降糖药固定剂量对糖尿病患者血糖的影响；单因素多水平的实验效率较高，并且使用广泛，如"不同剂量天麻钩藤饮对高血压患者血压值的影响"；多因素单水平的实验效率也较高，如"麝香、冰片、苏合香对局灶性脑缺血大鼠血脑屏障通透性的影响"；多因素多水平的实验研究效率高，但实验条件较难控制，如"麝香、冰片、苏合香三种芳香开窍药对缺血性中风脑保护作用的药效学比较"，其中每种药物有多个剂量，需比较出最佳药物及剂量。在动物实验中，药物剂量的选择可以按照人的剂量换算（表 5-1）。

处理因素的多少需要根据实验目的选择，一次实验涉及的因素不宜过多，否则会使分组增多，受试对象的例数增多，在实际工作中难以控制。但处理因素过少，又难以提高实验的广度和深度。

2. 明确非处理因素 非处理因素虽然不是我们的研究因素，但其中有些因素可能会影响实验结果，产生混杂效应，所以这些非处理因素又称混杂因素。如进行两种降血糖药物的药效学比较时，非处理因素可能有年龄、性别等。若两组年龄、性别构成不同，则可能影响比较结果。设计时明确了这些非处理因素，才能设法消除它们的干扰作用。

除了非处理因素，实验过程中还要防止其他因素的影响，如污染与干扰。污染指对照组意外地接受了实验组的处理措施，产生了与实验组相同的效果，缩小了两组的差异。干扰指实验组额外地接受了其他与该处理有相同作用的处理。它也会扩大实验组与对照组差异，同样歪曲研究结果的真实性。污染和干扰都是在观察执行中容易发生的误差，应注意防止。

3. 处理因素的标准化 处理因素的强度、频率、持续时间与施加方法等，都应通过查阅文献和预备实验找出各自的最适条件，然后制定出有关规定和制度，使之相对固定，在整个实验过程中应做到标准化，否则会影响实验结果的评价。如实验设计中处理因素是中药复方时，则给药时间、给药途径、药品的产地和批号，煎煮方法及贮存条件必须保持不变。

表 5-1 实验动物与人按体表面积比等效剂量换算比率表

	小鼠（20g）	大鼠（200g）	家兔（1.5kg）
人（70kg）	0.0026	0.018	0.07

换算方法：

例如：70kg 成人每日用药量 10g，求大鼠用药量：大鼠用量 =10g×0.018×5=0.9g/

kg，此剂量为等效剂量，实验过程中一般作为中剂量给予。也可根据实验选定各组的剂量。

（二）受试对象

1. 受试对象的确定　医学科研的实验对象（object）绝大多数是人或动物，在药物研究中也可以是植物。受试对象的确定取决于实验目的。

2. 受试对象的入选条件　必须对处理因素敏感；反应必须比较稳定。对处理因素不敏感，则可掩盖处理因素作用；反应不稳定，有的阴性有的阳性，或者反应大、小相差过大，则难以出现差异的显著性，降低实验的效率。如研究变态反应多采用豚鼠是为了提高对处理因素敏感性。研究时间点往往选择在疾病的中期，研究对象采用同一品系的动物，均是为了提高反应的稳定性。

3. 受试对象的纯化　为了保证受试对象对处理因素反应的一致性，需要对受试对象进行纯化。动物实验过程中采用遗传背景相同的动物品系，而且实验动物体重、月龄、基本状况等相类似；如果为疾病动物模型，则各实验动物疾病的严重程度、所处的疾病发展过程应类似，既是为了纯化受试对象，也能保证实验效应的可比性。

受试对象如为临床患者，则疾病应是确诊的，且表现具有典型性。尽可能选择对处理措施有反应的病例作为纳入对象，以便容易取得阳性结果。另外要选择有代表性的研究对象。所选样本应具备总体的基本特征，如性别、年龄、疾病类型、病情轻重的比例，均能代表总体。因许多非实验因素如性别、年龄、营养状态、免疫水平及病情、病型、病程等都会影响治疗效果，因此要定出明确的纳入与排除标准，以利比较。

（1）诊断标准　临床患者的纯化，需要采用西医疾病、中医证候和中医疾病的诊断标准。应按如下顺序选择相应的诊断标准：

①国际标准：如 WHO 标准、国际专业学会标准等。

②国内标准：如国家标准、各专业学会标准、全国学术会议标准、统编教材标准等。

③地方性标准：如地方性学术组织制定的诊断标准。

确无上述适用标准，可采用自拟标准，但需提供其科学性和先进性的相关材料依据。

除了诊断标准外尚须纳入标准、排除标准、剔除病例标准、脱落病例标准、中止试验标准等，保证受试对象的纯化。

（2）纳入标准

①符合前述疾病或证候诊断标准。

②符合所研究诊疗技术适应证的要求。

③纳入标准中应有对病情或病期的量化或分级规定，说明量化或分级标准，并附其依据。量表可根据文献和流行病学调研资料按量表学要求制定。

④患者应在签署知情同意书的条件下被纳入研究。

（3）排除标准

①已接受其他有关治疗，可能影响本研究的效应指标观测者。

②合并有心脑血管、肝、肾和造血系统等严重危及生命的原发性疾病以及精神病患者（用于以上系统疾病的诊疗技术除外）。

③某些特征人群如年龄在 18 岁以下或 65 岁以上的患者（用于儿童或老年患者的诊疗技术除外）、妊娠或哺乳期患者（用于保胎或产后患者的诊疗技术除外）等。

④与具体研究病种有关的其他需排除的因素。

（4）剔除病例标准

⑤纳入后发现不符合纳入标准。

⑥纳入后未治疗。

（5）脱落病例标准

⑦未完成试验（医生认定和患者自行退出）。

⑧可以判定疗效者（无效退出）记入疗效统计。

⑨无法判定疗效（合并其他治疗）。

⑩出现不良反应，计入不良反应统计。

（6）中止试验标准

⑪严重不良反应。

⑫药物无效。

⑬方案或实验中出现重大问题，无法判定疗效。

4. 受试对象的依从性　依从性也称顺从性、顺应性，受试对象的依从性指他们按预定计划接受被试因素的合作程度。也就是患者遵照医嘱并与医嘱一致的行为，称为患者"合作"，否则，则称为非依从性。依从性可分为完全依从、部分依从（过量或剂量不足、增加或减少给药频率等）和完全不依从 3 类，在实际治疗中这三类依从性各占 1/3。依从性不仅对临床研究十分重要，而且对疾病治疗成功与否均具有重要的意义。

正确用药是治愈疾病的前提。依从性的影响因素：

（1）治疗计划的复杂性。

（2）多种药物同时使用时，患者依从性也会降低。

（3）治疗时间长短。

治疗时间越长，顺应性越差，药物副作用越严重，顺应性越低。

（4）剂型效果好，使用方便。

如果依从性降低，患者不遵循治疗，无法服用处方药，则可能达不到预期的目标和效果，甚至可能出现一些副作用。

（三）实验效应

实验效应是指受试对象在处理因素作用后呈现的反应或受到的影响，其具体表现形式是指标。这些指标可以分为全局指标和局部指标、主要指标和辅助指标、定性指标和定量指标、主观性指标与客观性指标等。

1. 指标的类型

（1）全局指标和局部指标　全局指标又称为综合指标，能反映受试者的整体情况，常作为判定诊疗措施综合效应的指标。如生存质量评价指标，是有关记忆、认知和行为学的能力等指标；局部指标又称为分层指标，能反映受试者的局部情况。整体观念是中医学的基本理论，中医临床诊疗技术的研究应重视全局指标的选择。

（2）主要指标和辅助指标　主要指标是指与主要效应相关联的指标。主要指标的选择要有充分的证据说明其与主要效应的关联性和特异性。辅助指标又称次要指标，是指与次要指标相关的指标，或与次要目的相关的效应指标。

（3）定量指标和定性指标　定量指标是指对观察对象用计量方法测量某项指标数值大小，如血常规检测各项指标；而定性指标是指记录每个观察单位的某一指标的阴性或阳性，如乙肝五项各项指标。

（4）主观性指标与客观性指标　主观性指标来自观察者或受试对象的感受，易受心理状态与暗示作用的影响，在科研中一般尽量少用。客观性指标是指通过精密设备或仪器测定的数据，能真实显示试验效应的大小或性质；排除了人为因素的干扰。值得注意的是，像 X 光片的检测，虽然是仪器检测的图像，但是需经过放射科医师的鉴别才能明确诊断，这属于主观性指标。

2. 指标的选定原则

（1）特异性　即选用能反映某一特定现象且不与其他现象相混淆的指标，如血糖（包括空腹血糖和餐后两小时血糖）可作为糖尿病的特异指标。

（2）客观性　即选用易于量化的、经过仪器测量和检验而获得的客观指标，而少用易受研究人员心理状态、感官差异等影响的主观指标。如果指标的主观性较强，则应尽量对指标做到量化，提高其客观性，可以采用的方法包括统一标准、多人盲法、加权平均等。中医临床诊断的舌诊、脉诊等多项指标均属于主观性较强的指标，在进行科学研究时更应注意对其进行量化设计。

（3）灵敏性　即能根据实验要求相应显示出微小的变化。它是由实验方法和仪器的灵敏度共同决定的。在临床研究中，灵敏度指的是实验指标在患者中试验反应呈阳性的比例，也就是将实际有病的人正确判断为患者的能力。

（4）特异性　指的是指标在没有病的人中试验反应呈阴性的比例，也就是将实际无病的人正确判断为非患者的能力。灵敏度过高，易出现假阳性，特异度过高，易出现假阴性，在科研实际中，通常需要对指标的灵敏度与特异度进行统筹兼顾。

（5）精确性　精确性包括准确度和精密度两层意思。准确度是指观察值与真值的接近程度，主要受系统误差的影响。精密度是指重复观察时，观察值与其均数的接近程度，其差值属随机误差。实验效应指标要求既准确又精密。

在选择指标时，还应注意以下关系及特点：①定量指标优于定性指标，可以制定统一的标准，将定性指标改为半定量指标；②动态指标优于静态指标，如体温、疗效、体内激素水平变化等，可按时间节点做动态观察。

3. 指标的观测

（1）观察位点　位点要准确、恰当，能反映出诊疗措施的有效性和安全性即可。如果选择的指标位点过高，临床则难以实施，如果选择的指标位点过低则又不能准确反映诊疗措施的效应。

（2）观测条件　临床试验中心应具备所需的观测工具，包括检测仪器、试剂、病例报告表等。应制定统一的指标检测操作规程。

（3）观测人员　指标观测者应为固定专业人员。

4. 观察时点

（1）基线点　是受试对象未接受诊疗措施时的功能或疾病状态。在实施诊疗措施前应对受试者进行试验设计方案所规定的各项指标的观测，包括安全性指标检测和效应性指标观测，以便与诊疗后的指标做对照分析。

（2）试验终点　可分为两种，即生命终末点和疗程终末点。前者多用于对老年人或恶性病患者的生存质量的观察；后者指疗程结束或试验结束的时点，多用于考察诊疗措施应用后的效应。

（3）中间访问点　间隔及观察次数应根据试验目的、临床效应、诊疗途径和方法等确定，要能反映所观察病证的动态变化。

（4）洗脱期后点　停止诊疗措施后，在其对人体的影响消失过程中应当继续做停止诊疗措施后的观察，目的在于了解诊疗措施的作用在体内的持续时间，同时也了解结束诊疗措施后不良反应是否消失，或有无迟发性不良反应。

5. 指标的观察和记录　指标数据为实验研究的原始数据，应准确及时记录，不得随意更改。对临床症状的解释必须客观，研究人员不得对受试者进行暗示或诱导。实验剂量应采用科学术语。尽可能多地使用数字，以方便统计分析。

应注意对指标进行系统、客观、准确的观察和记录。可以通过文本、数字、表格、图像、照片、音频、视频、电影等方式进行记录。在设计实验时，要设计好实验记录的格式，保证实验的有序进行，不遗漏重要的指标，并且便于资料的整理与结果分析。

三、科研统计学设计的基本原则

科研统计学设计的目的是通过对样本的研究（获得统计量）推断总体（参数或分布），从而对拟研究的问题正确认识或对拟研究的因素的效应进行正确估计。为保证结果的准确性，应以尽可能小的误差估计总体，使研究结果反映事物的实际情况。科研统计学设计的基本原则包括随机、对照、盲法、重复、均衡。

（一）随机

1. 随机化（randomization）的概念和意义　在抽样研究中，抽取或分配样本时，每一个研究对象或观察单位都有完全均等的机会被抽取或分配到某一组，而不受研究者或研究对象主观意愿所左右。随机化的意义在于使被抽取的观察对象能最好地代表其来源的总体人群，并使各比较组间具有最大程度的可比性。在临床研究或实验研究过程中，对照组与实验组除被试因素（如服用的药物，采用的治疗方法）有所不同外，其他非被试因素（如动物的品系、体重、饲养条件，患者的年龄、性别、病情分级与分期等）应该是尽量一致的、均衡的。为达到这一目的需要采用随机的原则。

2. 常用随机分配的方法

（1）简单随机化　简单随机化可通过抽签、查随机数字表或软件EXCEL表格的随机函数来完成。

当实验涉及的例数较少时，抽签是简单可行的方法，当实验的例数较多时，使用这种方法分组，便显得很不方便。随机数字表常用于抽样研究及对样本的分组随机化。表中各数字相互独立，并可按需要视相邻的数字为任意位数的组合，无论从横行、纵列或斜向等各种顺序均呈随机状态。使用时可随意从任何一个数字开始，按任意顺序取用，但起始数字代表的位数和录用顺序应预先有所规定，不能在同一次录用中随意变更。

在EXCEL中有两个随机数生成的函数：RAND和RANDBETWEEN，操作使用都简单，而且应用领域广泛，它可以生成任意数字，也可以按照我们指定的范围生成数据。

① RAND函数用法：RAND函数可以生成0～1之间的随机函数（包含小数位数）。

基本使用方法：在单元格内输入【=RAND（）】即可生成随机数。按F9可以刷新。扩大100倍：如果觉得0～1之间这个数值小了，可以放大使用公式【=RAND（）*100】，加上*100也就是扩大100倍。指定数值范围：如果要给这个随机函数指定一个范围，可以使用【=RAND（）*（B–A）+A】。比如现在指定范围是随机生成10～30之间的数值，那么应该输入【=RAND（）*（30–10）+10】。指定保留小数位数：如果觉得小数位数太多，也可以进行指定。比如只希望随机数保留一位小数位数就是【=ROUND（RAND（），1）】，保留两位就是【=ROUND（RAND（），2）】，可以根据需要自行修改。

综合使用方法：指定生成范围＋指定保留小数位数，比如希望生成数值在10～30之间，且整数不带小数位数。可以使用公式【=RAND（）*（30–10）+10】，然后鼠标右键–设置单元格格式–数值–小数位数设为"0"即可。

② RANDBETWEEN函数的用法：RANDBETWEEN函数可以随机生成指定范围的随机整数。比如需要随机生成10～20之间的随机数，可以使用函数公式【=RANDBETWEEN（10，20）】，按F9可以刷新。

（2）区组随机化　在样本数较少时，通过随机数字得到的随机分组，常常一组人数明显多于另一组，造成资料分析统计时的困难。这时区组随机化就是更合理的选择。

区组随机化比较适合临床科研中入选患者分散就诊的特点。根据研究对象进入试验时间顺序，将全部病例分为数量相同的若干区组，每一区组内病例随机分配到各研究组，以避免两组间人数差异过大。

区组随机化的优点是有利于保持组间例数的均等，有利于保持组间的可比性。缺点是研究者很容易事先知道每一区组患者的分组去向，而导致选择性偏倚或期望性偏倚的产生，因此在使用时需要注意使用双盲法。

（3）分层随机化　是根据对疾病的转归、预后可能产生影响的有关因素将进入研究的受试者分为若干层次，然后在层内再将受试者随机分配至不同组别的方法。在样本含量较大（n>200）时，简单随机化常可保证组间的可比性，显然不需要进行分层随机分配；样本太小，分层过多，则难以实施。研究对象在 100 ～ 200 之间，有 2 至 3 个重要影响因素，每个因素又有 2 ～ 3 个水平时，应采用分层随机方法。

关于分层因素，应选择所研究疾病或其并发症的危险因素分层；选择对所研究疾病的预后有明显影响的因素分层；必须遵守最小化原则，将分层因素控制到最低限度，如果分层过多，会造成分层后随机分组过度分散，组内样本量过小的不利因素。

（二）对照

1. 对照的概念和意义

对照（control）是实验设计的基本原则中的首要原则。指设立对照组以排除非处理因素的非实验效应而显示出实验效应。

处理组　　处理因素　+　非处理因素 = 实验效应 + 非处理因素效应
对照组　　　　　　　　非处理因素 =　　　　　　非处理因素效应
_____
对比：　　处理因素　　　　　　　　 = 实验效应

对照的意义在于：①鉴别处理因素与非处理因素之间的差异。处理因素产生的实验效应需要通过与非处理因素对比后得出结论。要正确鉴别，必须设立对照。②消除和减少实验误差。在医学实验中，自然环境和实验条件对实验结果有很大影响，同时实验动物的个体差异也使实验条件难以控制，设立对照有利于使实验组和对照组的非处理因素基本处于相同状态，可减少或消除实验误差。

2. 对照的方法

（1）空白对照　指在对照组不加任何处理的条件下进行研究，如动物中的诱发性肿瘤模型的建立试验，需设立与实验组动物种属、性别、体重、饲养条件均相同的空白对照组，以排除动物本身可能自然患癌的影响。

（2）实验对照　指在对照组被施加基础实验条件下所进行的观察、对比，例如观察针刺对局灶性脑梗死大鼠脑保护的作用，局灶性脑梗死大鼠是采用线栓法阻断大脑中动脉手术造成的，麻醉和手术操作以及术后的缺血都属于基础实验条件，所以应该设立假手术对照组（进行手术但不造成缺血）和模型对照组（进行手术造成缺血）。

（3）标准对照　以正常值或标准值作为对照，以及在所谓标准条件下进行观察的对照。研究药物的疗效时，应以公认的常规有效疗法作为对照，也称为阳性对照。

（4）自身对照　如用药前后的自身对比观察；或是对照与实验在同一对象身上进行，例如身体对称部位的比较观察或同一对象在观察的不同时期接受不同的疗法，然后比较它们的差异，这种方法也称为自身交叉对照。自身对照或自身交叉对照的应用需要有一定的时间间隔，并且受一定条件的限制，结论的推导也应严谨。

（5）相互对照　各实验组互为对照组。如不同中药组，同一种药的不同剂量组，不同诊疗技术组等。两组或多组在同一时间的比较、观察也称平行对照。

（五）盲法

1. 盲法（blind method）的概念和意义　盲法是指在临床研究过程中，需要在不了解研究对象分组的情况下观察指标、收集数据、得出结论。观察不仅是单纯地反映对象，观察者的主观因素会影响到信息的处理，会使观察变得有目的性和选择性。此外，心理因素（包括安慰剂效应、霍桑效应）和疾病的自然病程等都是影响药物效应的重要因素，而以上因素都可以采用盲法控制。在动物实验过程中，对实验指标的观察也必须遵循盲法原则。

2. 盲法的种类

（1）单盲法　只有研究人员知道研究对象的分组和应用研究的要素（药物选择等），而研究对象不知道。优点是方法简单，易于实施，减少了来自患者的误差，让研究人员知道患者分组。这有利于患者的健康和安全。然而，研究人员的误差无法克服。在实施过程中，研究人员可能因心理因素或其他原因，造成对实验组和对照组的重视程度不同。如在安慰剂治疗管理的研究中发现，出于多种原因，一些研究人员可能会给予对照组额外的"补偿性治疗"，这会影响研究结果的可信度。

（2）双盲法　研究人员和研究对象不知道分组情况，不知道研究对象接受了什么样的被试因素。优点是可以减少观察误差，但管理不灵活，操作困难。具有特殊毒性和副作用的药物很容易被破盲。本法使用范围有限，不适合重症患者。

3. 实施双盲方法的具体要求

（1）药物的剂型和给药方法　要进行双盲研究，每组药物的外观、大小、颜色、给药途径、方法和给药频率必须一致。有单模拟和双模拟的方法，单模拟一般用于药物量效关系的试验中，比如想看看同一种药的不同剂量的试验结果。如1片剂量组和3片剂量组的效果，但不能让人看出哪是1片，哪是3片，就可以采取以下办法，1片+2片模拟剂和3片做比较。双模拟一般指试验药和对照药都做成对方的样子，使患者分不清。如A药是胶囊，B药是片剂，如果不做模拟剂的话一看就清楚是哪种药，因此可以这样服用：A胶囊+B模拟片剂，B片剂+A模拟胶囊。

（2）双盲法的管理　实施双盲方法需要单独的管理员和主管。他们只参与药品代码设计、管理、保密和数据存储，但不直接参与临床研究观察和数据收集。一旦临床试验完成并且数据分析完成，密码控制者将在主要研究者在场时揭盲。在临床研究过程中，如果受试者出现可疑的严重副作用或疾病明显进展，应破盲，同时采取必要的治疗。破盲的范围应尽量缩小，以减少对整体双盲实验的影响。

具体方法如下。在设计阶段，统计学家完成设计方案，并监督申办者完成药品包装并准备密封信封，以应对个别患者紧急破盲。紧急破盲信封存放在每个研究中心。申办方和临床研究者将保留一份盲底封存。至研究完成，数据锁定后，盲底由申办方和临床研究者和统计专家共同进行第一次揭盲。将病例分成两组，按照统计方案完成统计分析，然后进行第二次揭盲，以明确试验组和对照组。在研究过程中，参与研究过程的所有临床医生都不知道随机化方案的细节。除了随机数和药物的用法说明外，临床医生或患者无法区分它属于哪个药物组。如果在临床试验中发现严重不良事件需要紧急破盲，申办方和临床研究者应共同破盲，并全程记录破盲过程。破盲只开一个随机数，可以明确患者实际服用的药物种类，但不影响其他人计划的隐瞒。

现以某院Ⅱ类新药临床试验为例，以冠心病为主要病种进行临床验证，由 4 家医院进行。

表 5-2　病例分配表

医院	甲院	乙院	丙院	丁院
新药组	20	20	20	20
对照组	20	20	20	20

表 5-3　一级设盲表（以下号码为就诊序号）

序号	1	2	3	4	5	6	7	8	……	41	42	43	44	45
甲院	A	A	B	A	B	B	A	B	……	A	B	A	B	A
乙院	B	A	B	B	A	B	B	A	……	B	A	B	B	A
丙院	A	B	A	B	B	A	A	B	……	B	B	A	A	B
丁院	B	B	A	A	A	B	A	A	……	B	A	B	A	B

表 5-4　二级设盲表

A	对照药
B	供试药

实施方法：

①药物制备　根据研究方案为每个受试者准备药物并装瓶。每瓶添加 3 ～ 4 片，以防患者不小心掉落或损坏药片。在下次随访时应收集、计算和记录过量的药物。每个小瓶上都印有相应的标签，上面印有"临床试验药物 ×××"，并包含的药片数量、用途、批号、厂家以及要输入的编号。如果患者需要服用多瓶，就需要打整体包装药盒，并且必须具有与上述相同的标签。

②应急信件的准备　确保受试者安全的双盲临床试验应为每个受试者准备一封应急信件。信件应不透明，信封上印有"××× 药物临床试验"的紧急信件和编号，如有严重不良事件，患者需要紧急抢救，由研究者决定是否打开。开封时需说明开封者、查看日期、原因等。一组受试者（测试组、对照组）将被密封在一个紧急信封中。③盲法实施研究单位根据患者的就诊顺序分组用药。临床试验结束后，按照一级设盲表解盲，对 A 和 B 进行统计分析。然后解盲二级设盲表并进行临床总结。

4. 有关问题的讨论

（1）双盲法并非适用于所有临床研究

一些临床试验无法采用双盲法，例如研究针灸的治疗效果。这种情况下，可以采用单盲法，使指标监测人员可以在不知道研究对象分组的情况下检测和分析结果，降低观察指标的主观性。

（2）考虑伦理道德问题

盲法的实施通常存在一些伦理道德问题，需要注意其可行性。研究计划需要针对可能因盲法而发生的事件制定具体措施。例如，如何为研究对象提供非特异性的基础治疗。破盲的时间以及破盲后的补救方法。

（3）避免意外破盲

为了确保双盲方法的正确实施，提高研究人员，特别是与研究对象直接接触的研究人员对研究计划的依从性非常重要。否则，无论盲法多么严格，也难以避免意外破盲。

（四）重复

1. 重复（replication）的概念和意义 要使样本代表总体，除用随机抽样方法缩小抽样误差外，重复实验是保证结果可靠的另一基本方法，是实验设计的另一基本原则。重复有两个含义：实验样本必须够大，在一次实验中应有充分的重复；如果一批实验结果可靠，应经得起重复实验的考验。重复实验是检查科研结果可靠性的唯一方法，科学真理必须经得起重复。

2. 动物实验研究实施重复原则的措施 选用相同的动物。在同一实验或同一目的的实验中，一般应选用相同的动物，包括品系、雌雄、周龄、体重、清洁度、饲养条件、健康状况及产地等。保证实验条件的稳定。采用国际公认的动物模型。相同实验目的相同者，一定要采用标准的实验方法，包括所选用的试剂、实验时间、实验步骤、术后护理等。

3. 临床研究实施重复原则的常用措施 严格按照研究目的规定研究对象的诊断标准、纳入标准和排除标准，保证临床研究有足够的样本含量。

4. 决定样本数量的因素

处理的效果：效应越高，样本数越少。

实验误差：误差越大，样本数越多。

抽样误差：误差越大，样本数越多。

资料性质：定量指标需要样本数少，定性指标需要样本数多。

显著性检验要求的水平：p 值越小，样本数越多。

实验结果的可能性：可能性越大，样本数越少。

样本含量大虽然增加出现差异显著性的可能，但是增加样本含量必然增加研究成本。因此，样本含量能够说明问题即可，并非越大越好。具体实施时，应根据研究目的与设计方案，采用统计学软件计算样本含量。

表 5-5　样本含量一般要求

	一般	计数资料	计量资料
小动物（大鼠、小鼠）	10 ～ 30	30	10
中等动物（兔、豚鼠）	8 ～ 20	20	8
大动物（狗、猫、猴）	5 ～ 15	10	6
一般性疾病	100 ～ 500	100 ～ 500	100
危重型疾病	60	60	20
难治性疾病	5 ～ 10	5 ～ 10	5

（五）均衡

均衡（balance）：指各对比组之间除处理因素不同外，其他重要的可控制的非处理因素的分布保持一致。均衡原则贯穿于随机、对照、重复的整个过程，也是非常重要的统计学原则。如对照的一个极其重要的前提是对照必须是均衡的。贯彻均衡的原则就是对照组除了缺少一个处理因素外，其他条件应与实验组均衡一致，要有完全的可比性，才能排除其他影响因素，做出科学结论。

临床试验均衡的要求：实验对象的特征应保持一致，如年龄、性别、病情轻重等。实验条件应保持一致，如实验过程、诊疗环境，护理措施等。测定结果和疗效评价应保持一致，如调查的地点、询问的方式、疗效的评判标准、指标的测量过程等。

第二节　常用实验设计方法

一、概述

实验设计是科学研究计划中研究方法和程序的内容。在医学科学研究中，无论是实验室研究还是临床效果观察，在制订研究计划时，都要根据实验的目的和规定，结合统计要求，认真考虑实验计划。周密完整的实验设计，可以合理协调各种实验因素，严密控制实验误差，从而以较少的人力、物力和时间，最大限度地获得可靠的信息。另一方面，如果实验设计有缺陷，就会造成浪费，降低研究成果的价值。总之，实验设计是实验过程的基础，是实验数据处理的前提，是提高科研成果质量的重要保证。

二、常用实验设计方法

（一）单组比较设计

1. 概念　单组比较设计亦称自身对照设计（self-control design），因为实验与对照是在同一个体上进行的，若每个受试者的因素是相互交叉的，则又称为交叉设计（cross over design ）。

2. 类型　单组设计有三种。

（1）对每个观察单位进行两次观察，第一次观察不给予处理，第二次观察给予处理，比较两次观察的结果。如比较某药用药前后观测指标的改变，以验证其效应。

（2）第一次是 A 处理，第二次是 B 处理，比较两次检测指标的差值。

（3）先给予 A 处理，测其效应；经过一定时间后，给予 B 处理，再测其效应。比较 A、B 两种处理的实验效应。

3. 优点　节省样本，容易控制条件；适用于两种处理效果持续时间短、均无明显的后遗效应、效应能够很快分开的实验。

该设计的实验统计分析，可分别用均数比较的 t 检验或两样本秩和检验进行。

4. 缺点　观察时间不能过长；处理没有持久效果时方可采用。

（二）组间比较设计

1. 概念　组间比较设计是两组或多组间进行比较的设计方法。设计要求实验组与对照组的样本数尽量相等，条件均衡。

2. 优点

（1）对比鲜明。

（2）设计简单。

（3）应用广泛。

（4）该设计统计分析时，由于组数以及资料性质不同可作 t 检验、F 检验、χ^2 检验或单因素方差分析。

3. 缺点　处理因素单一，一次实验只能做一个因素的比较，不能满足多因素的实验设计。

（三）配对设计

将受试对象按照影响效应的相同条件，如年龄、性别、体重、病情等配成对子，每对中两个受试对象随机分配到实验组与对照组中，给予每对中的个体以不同处理。

在动物实验中，常将种属、品系、性别相同，年龄、体重、窝别相近的两动物配成对子，特别是造成实验动物的疾病模型后，配对设计有利于提高实验效率。人群实验中，则以除处理因素以外的其他有关因素，如健康状况、性别、年龄、生活条件、工作条件等相似的两人配成对子。

对子配好后，分别把每对中的两个受试对象随机分配到实验组、对照组或不同的处理组中。如果实验数据为计量资料，可采用配对资料的 t 检验，提高检验效率。

（四）配伍组设计

将几个受试对象按一定相同或相近的条件（实验动物的性别、体重、年龄等，患者的性别、年龄、病情等）组成配伍或区组，使每个配伍组的例数等于处理组个数，再将每一配伍组的各受试者随机分配到各个处理组中去。

配伍设计的优缺点与配对设计基本相同，不过它比配对的应用范围更加扩大而已。

第三节　常用临床设计方法

一、概述

在临床科研中，根据研究内容、研究目的和研究者的实际情况，选择论证性强，可行性好的科研设计方案，是保证临床科研高质量、高水平的一个重要因素。临床科研设计方案有多种，分为试验性研究（experimental study）和调查研究（observation study），试验性研究设计者可主动控制研究因素，进行随机分组，设置对照，论证强度高。常用的有随机对照研究（randomized control trial），半随机对照研究（quasi-randomized control trial）和交叉实验（crossover design）。调查研究的研究者不能主动控制试验条件，论证强度不如实验性研究，常用的有队列研究（cohort study），横断面研究（cross-sectional study），病例—对照研究（case control study），叙述性研究（descriptive study）。

另外，根据研究结果的时间先后，又分为前瞻性研究（prospective study）和回顾性研究（retrospective study）。前瞻性研究系按照严格设计的科研方案从因到果的研究；回顾性研究是收集以往发生的临床事件资料或以往保存的临床资料进行研究。

二、常用临床设计方法

（一）随机对照实验（randomized controlled trial，RCT）

1. 概念　随机对照实验是一种科学性较强的前瞻性研究设计方案，是目前所公认的临床防治研究设计中论证强度最高的一种。

随机对照实验是将合格的研究对象，按随机的原则与方法分成实验组和对照组，根据实验要求，分别给予预先计划的各自的处理因素，经过一段时期的观察，分析两组的差异，得出结论。

2. 特点

（1）按随机分组原则分组，减少了分组偏倚。

（2）实验因素均受人为控制，即给与不给处理因素，给多少剂量，给予方式及时间等，均由研究者控制。

（3）盲法下进行，更可以减少主观因素造成的偏倚。

（4）实验同步进行，条件一致，可比性、重复性以及科学性良好，符合随机、对照、重复的要求，故结果客观可靠。

3. 缺点　本设计方案要求严格，研究对象只限于符合规定条件者，样本的代表性有一定限制；所需的人力、物力较大，研究周期可能较长；若采用安慰剂不当，可能会影响患者的治疗。

4. 适用范围　预后评估研究、防治研究，凡涉及处理因素的效果评价问题者，均可采用本设计方案。

(二) 半随机对照实验 (quasi-RCT)

1. 设计模式　本设计方案与 RCT 非常相似，唯一不同的是用半随机方法分组。可按患者入院先后、病历号等依次分组。因 o 随机方法比较机械，即机械随机或次序随机且次序是固定的，易被识破而破坏了随机性，所以叫 wt 半随机法。

半随机对照实验如果真正做到双盲，患者与研究人员双方均不知道次序与药物种类之间的联系，可避免某些人为的选择，以保证良好的随机性，其论证强度仍然较好，且可行性好。

2. 优点　有合格的受试对象、标准化的防治措施、明确的效果评定标准，研究结果的可信度好；各组受试对象条件基本一致，组间可比性好；有同期对照，结果说服力强；各组样本含量相近或相等，便于统计分析数据，检验效率高；由于临床上患者不可能同一时间入院，尤其是某些疾病病例来源不是很多，如果都集中在一起再完全随机分组是不可能的，因而半随机对照实验不失为一种较好的设计方案，可操作性强。

3. 缺点　样本的代表性有一定局限性；研究者可能有意识地将部分受试对象分入某组，造成选择性偏倚，导致研究结果不完全可信。

(三) 非随机对照实验 (non-RCT)

设计模式：本设计方案与 RCT 不同之处是没有随机化分组，因此就难以保证两组之间的均衡性，论证强度大大下降。又称类试验研究 (quasi experimental study)。

(四) 自身前后对照试验 (self before-after trial)

1. 设计模式　自身前后对照试验均在同一个体中进行，先给 T1 处理，观察其结果间隔一段时间后，待 T1 作用消失，症状再现时，再给 T2 处理，观察 T2 的效果。然后比较 T1 与 T2 的效果差异。

由于前后两次处理都在同一个体中进行，排除了个体差异，可比性好，病例样本少，不必分层。一般只适于慢性病对症处理的治疗性研究，如溃疡病、支气管哮喘、类风湿性关节炎等。

2. 优点　在同一受试者身上进行对比研究，可消除个体之间的差异性影响，有较强的代表性；不另设对照组，可节省样本例数；全部受试对象都能得到应有的防治措施，不致引起伦理问题。

3. 缺点　虽然是同一个体，但实验前期、后期的病情程度、并发症都可能不尽相同，外界因素也可能有较大变化，这会对实验研究结果产生影响。

（五）交叉实验（cross-over trial）

1. 设计模式 设计方案是两组受试者试用两种不同的处理措施，然后互相交换处理措施，最后对其结果进行对照比较。它是自身前后对照实验的衍生。

本设计较自身前后对照实验更严谨，两组可比性好，所需样本小，提高了论证强度，每例患者都接受两种治疗方法，可以确切评价每一例患者对不同治疗方法的反应。有与自身对照试验相同的缺点，而且试验过程比较烦琐。

2. 优点 每一受试对象都有接受治疗的机会，容易为患者和医生所接受；交叉实验的设计方案简单，容易实施；采用自身对照的方法，可消除个体差异，所以结果更精确；能节省一半样本例数，容易达到统计学要求；属前瞻性研究，研究者可控制实验条件，结果准确。

3. 缺点 每名患者都要待发生与上次发作相近的症状时，才能接受另一种治疗措施，难以保证每名受试对象都能依从，顺利地先后接受两种试验性治疗措施；每次病情发作的程度不一定相同，出现偏倚；可能影响患者及时得到应有的治疗；两次治疗必须有足够长的间隔时间，可能对患者不利，特别是对病情缓解后需要用药物来维持病情稳定的患者很不利。

第四节　常用调查研究方法

调查性研究（survey research）指在对研究对象不加任何控制和干预的条件下，在系统地、直接地、有计划地收集有关研究对象经验材料的基础上，通过对资料的记载、整理、统计和分析，科学地阐明研究对象的现状及其发展规律的一种认识活动。

调查研究方法是在对研究对象不加任何控制和干预的条件下，在完全自然的状态下进行的。它与实验性研究的不同点在于构成课题研究的三个要素——研究对象、受试因素和效应结果都是客观上已经存在的。

一、调查性研究的主要类型

从研究的目的和要求出发，可分为分析性研究和描述性研究，描述性研究的论证强度较低。分析性研究根据研究的范围，可分为普遍调查、重点调查、典型调查、个案调查和抽样调查；根据调查时序又可分为前瞻性调查、横断面调查和回顾性调查。前瞻性调查和回顾性调查又称为纵向调查，横断面调查又称为横向调查。

（一）描述性研究

描述性研究是指研究者对在研究过程中观察到的现象和事实加以描述，但未对这些现象或事实的产生原因做进一步的考察。它包括评价性调查与非评价性调查。

（二）普遍调查

普遍调查简称普查，也叫全面调查，它是对研究对象总体中的每个单位全部进行调查。理论上只有普查才能获得总体参数，不存在抽样误差，但有系统误差、过失误差等非抽样误差。普查用于了解特定时点的情况，故对一些病程较短的疾病不宜采用。

（三）抽样调查

抽样调查是一种非全面调查，是从总体中抽取一定数量的观察单位组成样本，用样本信息来估计总体特征。针对调查对象应采用不同的抽样方法。抽样方法包括简单随机抽样、整群抽样、系统抽样、分层抽样、两阶段抽样等。抽样调查比普查涉及的观察单位数少，因而节省人力、物力和时间等，并可获得较为深入细致和正确的资料，抽样调查是调查设计中最重要、最常用的方法。

（四）典型调查

典型调查又称案例调查。即在对事物做全面分析的基础上，有目的地选定典型的人或单位进行调查。与普查相结合可以从广度和深度上说明问题。由于典型调查没有遵循随机抽样的原则，因此不能用于估计总体参数和假设检验。

（五）回顾性调查

回顾性调查是指通过对以往数据（既往记录、相关档案、病历等）的统计分析和回忆调查来追踪原因的方法，是一种调查"原因"的调查方法。它被广泛用于流行病学研究。这种方法也被称为病例对照研究，在这种方法中，研究人员比较患者群（病例组）和未患者群（对照组）在暴露于特定因素后的比例差异，及其关联程度。

回顾性研究的优点是对照已知因素，节省人力、物力、财力，缺点是难以保证已知混杂因素在两组间的分布相同，无法考虑其他因素对结果的影响。也就是说，可以证明两者之间存在联系，但不能从根本上解决因果问题。

（六）前瞻性调查

前瞻性调查又称队列研究或定群研究。它是指研究者预先将特定人群分为暴露于某因素组与非暴露于某因素组，在一定时间内追踪调查两组的反应结果，并进行比较分析，以检验某因素与某现象间的联系。与回顾性调查相反，它是一种从"原因"中探寻"结果"的调查方法。

比较前瞻性调查和回顾性调查，可以了解调查对象因观察因素的作用而发生变化的全过程，得到的结果偏差更小、更可靠。但其缺点是研究周期长，消耗的人、财、物较多。由于各种原因，包括缺乏资金或周转率低，计划可能会失败或最终样本可能不完整。因此，前瞻性调查往往以回顾性调查为基础，以进一步确定特定因素与特定现象之间的关系。前瞻性研究比回顾性研究更重要，因为在发病机制和影响事物的因素研究中得出的结论更可信。

（七）横向调查

横向调查又称横断面调查。它是指研究者在同一时间或空间，对属于同一性质范畴内的不同对象的发展、变化和特征进行的调查研究。或者简言之，即在某一时点对调查对象进行的横断面的研究。在这里，"时点"指某一具体时间，是与"时期"相对而言的；而横断面则是指在某一时点上由调查对象的各种类型构成的全貌。

横向调查的特点是在同一时间点收集信息且调查面广。高度的标准化使其适用于不同对象之间的比较。缺点是无法详细分析现象的出现和发展过程，只能调查正在发生的事情或存在的事情。

（八）纵向调查

纵向调查又称纵剖面研究。它是指研究者对一组研究对象在不同时期的发展、变化和特征进行的调查研究。其主要目的是了解现象的历史演化过程，分析其历史背景和条件，探索现象的脉络，发现事物发展变化的一般规律。为此，这种方法有时被称为历史比较法。

上述前瞻性研究和回顾性研究都可归于纵向研究的范畴。其特点是充分了解研究对象的发展过程，对现象进行动态分析，并以此分析发现现象与发展规律之间的关系。但是，它比横向调查需要更多的时间和精力，并且由于影响因素众多，最终结果可能不完整。在调查之前，应仔细考虑并尽可能避免这种情况。

二、调查性研究的设计方法

（一）问卷法

1. 问卷的主要类型

（1）自填问卷 主要用于问卷调查，由被调查者自己填答。其发送方式主要为邮寄及研究人员直接发送两种。邮寄较为快捷；而直接发送则能保证回收率，且由调查人员现场指导，误差相对较小。

（2）访问问卷 主要用于访问调查，如访谈或座谈等，由访问员根据被调查者的回答进行填写，当场收回。

两种问卷由于面对的对象及用途不同有所区别，但其结构和设计原则基本相同。

2. 问卷的基本结构及设计要求

（1）封面信 主要用于向被调查者说明和介绍调查者的身份、调查内容、调查目的及意义，并且说明调查对象的选取方法及对调查结果的保密措施；在信的结尾处，还应感谢被调查者的合作及帮助。封面信的措辞和语气十分重要，它直接影响到被调查者的态度和对该研究的兴趣，被调查者给予的支持和合作，直接关系到答案的可取程度及问卷的回收，必须考虑周密。封面信篇幅宜小不宜大。访问式问卷的开头一般非常简短；自填式问卷的开头可以长一些，但一般以不超过 300 字为佳。

例：一份对于大学生早餐情况调查的封面信

亲爱的同学们：您好！

首先请原谅打扰了您的学习和休息。

早餐是对人的健康非常重要的一餐，只有通过早餐摄取了足够的能量，人才能在一整天保持一个较好的状态，不吃早餐，或者早餐的质和量不够，容易引起能量和营养素的不足，使人反应迟钝，学习效率降低。因此营养学家们认为早餐应该吃得最多、最丰富。

为掌握我校大学生早餐的基本情况，给相关部门提供真实的资料，我们开展这项研究，您的真实意见和建议对我们非常重要，希望得到您的支持和帮助。

本调查不记名，对您的答案绝对保密，各答案没有正确、错误之分，您只需根据各自的实际情况在合适的答案处打√或者在空格中填写即可，所得资料均以统计方式出现。谢谢！

祝您学习顺利，身体健康！

研究单位署名　　　年　　月　　日

（2）指导语　又被称为填表说明，主要用于向被调查者说明有可能使回答者不清楚的地方。可以放在问卷的最前面，也可在某个具体问题的后面用括号加以表明。如"（请按重要顺序填写）""（可选择多个答案）"等。

（3）问题和答案　这是问卷的主体，也是问卷设计中最重要、最精髓的部分。从形式上看，问题可分为开放式和封闭式两种。从内容上看，可以分为事实性问题、意见性问题、断定性问题、假设性问题和敏感性问题等。

封闭式问题又称固定式问题，即在提出问题的同时给出若干个答案，被调查者从中选择一个或几个作为回答。其形式主要有以下 4 种。

①是非式：要求对问题表示是或非。其特点是回答简单明确，但信息量小，内容极端，无法客观地了解和分析各个层次的事物和现象。

②选择式：至少有两个答案，被访者根据自己的情况选择一种。信息量丰富，有助于理解现象之间的差异。

③排列式：问题的答案需要根据问题的重要性或其他要求进行排序。这个问题表通常会在后面附上说明，以解释对答案的要求。

④表格或矩阵式：将多个相同类型的问题组合在一起，形成一个表格，从而节省了回答问题的空间和时间。它具有简洁、集中、整洁、醒目的特点，但在整个调查过程中不应过多使用，以免使受访者感到沉闷和单调。

封闭式问题的优点是答题方便、省时、获取的信息标准化程度高。便于进行定量统计分析，适用于大规模、大样本调查。缺点是调查数据不够详细，很难找到错误的答案。

开放式问题也即简单问答式。它提出了问题，受访者可以根据自己的知识自由表达自己的意见。答案的详略取决于提供给受访者的答卷中的具体要求。

开放式问题的优点是获得的信息更清晰、更丰富、更全面。受访者可以充分说明白观点和意见，但回答不规范，难以进行统计处理。答案受到受访者知识水平和书面表达能力的限制；同时，需要花费大量的时间和精力，被调查对象不易接受。因此，不建议在整个问卷中使用过多的开放式问题。

在一般问卷中，开放式问题与封闭式问题可以取长补短，结合使用。

（4）致谢　为了表示对调查对象真诚合作的谢意，研究者应当在问卷的末端写上感谢的话，如果前面的说明已经有表示感谢的话语，那末端可不用写。

（二）观察法

观察法指研究者在事物自然发生的条件下，通过感官或同时借助于观测仪器，按预定目标对研究对象加以考察，用察看、衡量、测定等方法进行某种事实的记录，以取得研究所需资料的一种方法。

第五节　实验误差及其控制

一、实验中的误差及其来源

在科学研究中，无论使用的设备多么精确，方法多么完善，观察的多么细致，由于样本的个体差异、认知能力的缺乏、科学的局限性，实验观察都很难与真实值完全相符。这个矛盾的数值表现就是实验误差，也称为偏倚。

随着科学技术的进步和实验者知识和经验的丰富，误差可以控制得越来越小，但很难降为零。实验的方法、主观性、环境等因素都会造成误差。根据其性质和原因，误差可分为系统误差、随机误差、过失误差。

（一）系统误差

系统误差是由某种固定的原因所造成的误差，使测定结果系统偏高或偏低，当重复进行测量时，它会重复出现。系统误差的大小、正负是可以测定的，而且可以校正。它的产生主要有下列原因。

1. 方法技术错误　由于方法和技术本包的错误造成的误差，包括分析方法选择不当、技术技能不足、违反技术操作程序、数量观念和时间观念薄弱、检验质量控制松懈等。

2. 设备和试剂错误　常见的设备错误包括代码设置不准确、容器和测量工具的刻度不准确，试剂错误是由于试剂不纯引起的。

3. 条件误差　这是由于各种实验条件的差异引起的误差。原因包括实验条件，如季节、时间、室温、湿度、pH 值等控制不当。被试因素的检测不规范、不固定，这也是一个常见的原因。

4. 顺序误差　实验中的各步骤总是按特定顺序运行的，同时做所有事情几乎是不可能的，如果时间跨度太长，就可能会导致错误。这是因为许多生物功能的反应性会随着时间有节奏地波动。此外，在生理学和药理学等实验中经常表现出以下现象，如果同一患者以特定顺序接受不同的治疗，较短的时间间隔会影响身体对上一次治疗和下一次治疗的反应。另外，由于实验操作员的精力和身体疲劳，也可能发生顺序误差。通常工作之初，精力很集中，观察很仔细，记录很认真，数据很准确。经过长时间辛苦工作后，由于精神疲劳而难以集中注意力，甚至容易犯错误。

5. 分配误差　这种误差主要是由于分组不当造成的。例如，为了测试一种新型降糖药治疗糖尿病的有效性，分组时实验组血糖较低，对照组血糖较高，这种分组方式得到的结果就很难解释和区分是药效本身还是非均匀分布的结果。

6. 主观误差　由于研究人员渴望看到被试因素有效，因此在估计观察值时，他们有时会自觉或不自觉地主观表现出来。在临床研究中，医生提问的语气和建议会引起患者的反应，这是主观误差的表现。而在整理资料和统计数据时，他们可能也会排除不符合愿望的结果，而保留符合预期的结果。

系统误差具有单向性。这种误差可重复测定，偏差的方向一致（偏高或偏低），常以恒差或等比形式出现，具有可消除性。只要找出原因，通过合理设计或控制原因，系统误差可基本消除或减至最小。

（二）随机误差

随机误差是排除系统误差后尚存的误差，包括偶然误差和抽样误差。

1. 偶然误差（accidental error）　是由于一些暂时无法控制的微小因素所引起的误差。如检测过程中突然发生的噪音对激光多普勒血流分析仪的影响。

2. 抽样误差（sampling error）　是由于样本个体差异而造成的误差。例如同一所大学所有学生的早餐情况，由于学生性别、饮食爱好等客观个体差异造成摄取的早餐热量不同，因此，我们从该校所有学生中随机抽取 500 人的样本，如算得他们的平均主食量在 200 克，热量为 700 千卡，这个样本指标不一定正好等于该校所有学生的真实平均早餐情况，所以叫作抽样误差。

随机误差具有可变性。它表现为双向性，时大时小，还具有不可避免性。由于偶然因素无法控制，样本均数（率）与总体均数（率）总是有差异，故随机误差是不可避免的。

（三）过失误差

过失误差（error of mistake）是指因工作中的差错所造成的误差。这是由于工作粗枝大叶，不按操作规程所致。如标记错误、错放药品、试剂稀释倍数错误，或错用分析方法等。

过失误差具有异常性，即实验结果远离均值或出现反常变化。但是只要严格遵循规章制度，加强工作责任心，过失错误完全可以避免。

二、实验误差的控制

在实验设计、实验过程、实验结果分析的各个阶段，都有可能出现误差，实验中误差造成的影响是广泛而严重的，有些是明显的，有些是隐藏的。因此，应高度重视并努力控制误差。

（一）设立对照

严格按照随机化原则进行抽样和分组，使可能发生的条件误差对实验组和对照组的影响程度相同。对照组用以比较观察治疗效果，能够抵消非治疗因素的干扰。

在确定对照组和实验组时遵循随机化，确保可能发生的抽样误差必须以相同的概率影响实验组和对照组，以便在比较过程中相互抵消。并且可以通过使用随机化技术确定实验顺序来控制顺序误差。

（二）合理确定样本大小

适当增加样本数量可以减少标准误差。样本数越多，抽样方法越少，得到的结果范围越广。不过也不是绝对必要，因为样本数量太多，实验难度很大。因此，应根据数理统计的原则确定实验样本的数量。

（三）正确选择实验方法与条件

正确选择实验方法、设备和条件对实验结果非常重要，因此必须规范实验方法。对测量程序、样品采集和预处理、仪器标准和操作方法、试剂制备和校准、结果测定和记录方法等都应有统一的要求。此外，一旦所有标准都已建立，实验者不得未经许可更改标准。

在研究工作中，要严格执行操作规程，建立检查核实工作制度，采取各种措施有效检查每个环节的质量，包括统一记录格式、完整的实验记录、及时发现问题，堵住可能出现错误的漏洞。在临床试验中，可以使用"盲法"对其进行控制，以防止因主观因素而导致错误。

（韩冰冰）

第六章 实验室工作基础

许多医学理论和规律是从实验中产生的，这些理论和规律的应用和评价必须建立在实验研究和检验的基础上。没有通过正规、系统的实验训练获得独立的实验技能，就不可能专注于未来的科学研究。成功的实验对于培养医学人才非常重要。

我们通过实验可达到以下四个目标：一是掌握大量医学感性知识，加深对医学基础知识的理解。二是掌握实验技术，培养独立工作和思考的能力，包括独立准备和进行尝试，仔细观察和记录现象，正确总结、综合和处理数据，分析实验并能表述实验结果，且具有一定的组织实验、科研和创新能力。三是要养成实事求是的科学态度和严谨的科学思维方式，培养敬业、一丝不苟的工作精神，养成良好的实验室工作习惯。四是了解实验室工作的相关知识，如各种实验室规则、实验工作的基本程序；实验室的布局，试剂、物资的管理；实验中可能发生的一般事故及其处理方法；实验室废液的一般处理方法及实验室管理的一般知识等。

第一节 实验室环境

一、实验室分类

目前医学实验室没有统一的分类，从生物安全上讲有一般实验室，普通中央实验室，P1、P2、P3、P4实验室，"P"是英文Protect的缩写，第四级是P4，它是生物安全最高等级，可有效防止传染性病原体释放到环境中，同时也能为研究人员提供安全保障。甚至一些实验室以主要研究方向命名，如微循环实验室、天然药物实验室等。

二、实验室工作环境

（一）实验室工作环境

不同类型的实验室有不同的布局和设备要求，下面以国家通用标准生物安全防护3级（biosafety level-3，BSL-3）实验室为例，简要介绍实验室环境。

1.BSL — 3实验室环境要求 应在建筑物中自成隔离区（有出入控制）或为独立建筑物。

（1）布局

①由清洁区、半污染区和污染区组成。污染区和半污染区之间应设缓冲间。必要

时，半污染区和清洁区之间应设缓冲间。

②在半污染区应设供紧急撤离使用的安全门。

③污染区与半污染区之间、半污染区和清洁区之间应设置传递窗，传递窗双门不能同时处于开启状态，传递窗内应设物理消毒装置。

（2）围护结构

①实验室围护结构内表面应光滑、耐腐蚀、防水，以易于消毒清洁；所有缝隙应可靠密封、防震、防火。

②围护结构外围墙体应有适当的抗震和防火能力。

③天花板、地板、墙间的交角均为圆弧形且可靠密封。

④地面应防渗漏、无接缝、光洁、防滑。

⑤实验室内所有的门应可自动关闭；实验室出口应有在黑暗中可明确辨认的标识。

⑥外围结构不应有窗户；内设窗户应防破碎、防漏气及安全。

⑦所有出入口处应采用防止节肢动物和啮齿动物进入的设计。

（3）送排风系统

①应安装独立的送排风系统以控制实验室气流方向和压力梯度。应确保在使用实验室时气流由清洁区流向污染区，同时确保实验室空气只能通过高效过滤后经专用排风管道排出。

②送风口和排风口的布置应该是对面分布，上送下排，应使污染区和半污染区内的气流死角和涡流降至最低程度。

③送排风系统应为直排式，不得采用回风系统。

④由生物安全柜排出的经内部高效过滤的空气可通过系统的排风管直接排出。应确保生物安全柜与排风系统的压力平衡。

⑤实验室的送风应经初、中、高三级过滤，保证污染区的静态洁净度达到7级到8级。

⑥实验室的排风应经高效过滤后向空中排放。外部排风口应远离送风口并设置在主导风的下风向，应至少高出所在建筑2米，应有防雨、防鼠、防虫设计，但不应影响气体直接向上空排放。

⑦高效空气过滤器应安装在送风管道的末端和排风管道的前端。

⑧通风系统、高效空气过滤器的安装应牢固，符合气密性要求。高效过滤器在更换前应消毒，或采用可在气密袋中进行更换的过滤器，更换后应立即进行消毒或焚烧。每台高效过滤器在安装、更换、维护后都应按照经确认的方法进行检测，运行后每年至少进行一次检测以确保其性能。

⑨在送风和排风总管处应安装气密型密闭阀，必要时可完全关闭以进行室内化学熏蒸消毒。

⑩应安装风机和生物安全柜启动自动联锁装置，确保实验室内不出现正压和确保生物安全柜内气流不倒流。排风机一备一用。

⑪在污染区和半污染区内不应另外安装分体空调、暖气和电风扇等。

（4）环境参数

①相对室外大气压，污染区为 –40Pa（名义值），并与生物安全柜等装置内气压保持安全合理压差。保持定向气流并保持各区之间气压差均匀。

②实验室内的温度、湿度符合工作要求且适合于人员工作。

③实验室的人工照明应符合工作要求。

④实验室内噪声水平应符合国家相关标准。

（5）特殊设备装置

①应有符合安全和工作要求的 II 级或 III 级生物安全柜，其安装位置应远离污染区入口和频繁走动区域。

②低温高速离心机或其他可能产生气溶胶的设备应置于负压罩或其他排风装置（通风橱、排气罩等）之中，应将其可能产生的气溶胶经高效过滤后排出。

③污染区内应设置不排蒸汽的高压蒸汽灭菌器或其他消毒装置。

④应在实验室入口处的显著位置设置带报警功能的室内压力显示装置，显示污染区、半污染区的负压状况。当负压值偏离控制区间时应通过声、光等手段向实验室内外人员发出警报。还应设置高效过滤器气流阻力的显示装置。

⑤应有备用电源以确保实验室工作期间有不间断的电力供应。

⑥应在污染区和半污染区出口处设洗手装置。洗手装置的供水应为非手动开关。供水管应安装防回流装置。不得在实验室内安设地漏。下水道应与建筑物的下水管线完全隔离，且有明显标识。下水应直接通往独立的液体消毒系统集中收集，经有效消毒后处置。

（6）其他

①实验台表面应防水，耐腐蚀、耐热。

②实验室中的家具应牢固。为便于清洁，实验室设备彼此之间应保持一定距离。

③实验室所需压力设备（如泵、压缩气体等）不应影响室内负压的有效梯度。

④实验室应设置通讯系统。

⑤实验记录等资料应通过传真机、计算机等手段发送至实验室外。

⑥清洁区设置淋浴装置。必要时，在半污染区、设置紧急消毒淋浴装置。

（二）实验室规范化管理

实验室设备是医学教育的物质基础和必备设备。高校实验室是实验教学的基础场所和重要的科学研究基地。实验室的水平对教学质量有很大影响，对科学研究和技术发展具有重要作用。同时，实验室的管理水平也是学校办学水平的重要指标。搞好实验室建设和管理工作，是办好高校的基本要求。充分发挥实验室在教学和科研中的作用，对于培养具有创新思维和创造力的中医药高级人才具有重要意义。

1. 实验室规范化管理基本要求

（1）建立严格的实验室管理制度，明确责任和要求，防止操作人员违规操作。

（2）保持实验室环境整洁，注意操作细节，避免由于操作人员失误给实验室带来污染。经常彻底地清洁实验室及其设备，严禁用扫帚扫地，尽量不用电风扇，避免扬尘和过分潮湿。

（3）工作人员进入操作间应更换衣、帽和鞋，严禁将与实验无关的物品带入实验室，避免污染、影响实验操作。

（4）相互产生交叉污染或干扰的项目必须分室进行。

（5）应建立制度，使有控制要求的区域不准随意进入，无关人员不准随意进出实验室。

（6）不同项目的台面和物品不准混用，必须在通风柜内进行的实验操作应严格遵守本规定。

2. 实验室环境管理

（1）实验室布局合理，便于工作，周围环境和测试项目间不产生干扰和交叉污染。如水质中氨氮和总硬度的测定不能在同一间实验室进行，因为总硬度测定时使用氨水会使氨氮的测量值增高。

（2）对温度、湿度有严格要求的测试场所（如精密仪器室）必须配置相应设施及监控设备，并对测试时的环境条件进行记录。

（3）当电磁干扰、噪声或振动等环境因素对检测工作有影响时，应采取专门的监控措施，并记录有关的实测参数；对有振动要求和易产生较大振动的检测项目，应有隔振防振措施。

（4）精密仪器不得与化学分析实验室混放，以避免仪器受潮以及酸碱等化学品腐蚀。

（5）实验区域与办公区域适当分开，并对进入和使用可能影响工作质量的区域进行限制和控制。

（6）有良好的内务管理，保持实验室的清洁、整齐、明亮、安静。

（7）对实验室内产生的废水、废气及其他有害物质应有处理措施，应符合环境保护要求。

（8）样品间要划出待检区、在检区、检毕区、留样区，特殊区域要有明显标识。

（9）应有独立的纯水制备间。

3. 实验室物品及试剂管理

（1）实验室内物品管理，分为在用、报废、闲置三类，并有序、整齐摆放，与测试无关的物品一律清除出实验室。

（2）玻璃量器应进行编号，且不得与化学试剂混放，以避免交叉污染。

（3）一般试剂的贮存管理要求

①化学试剂应贮存在专用的库房内。实验室只存放短期工作所需的少量试剂，且应与配置的试剂溶液分橱贮放。

②专用的试剂柜应便于试剂分隔存放，柜内试剂应按其性质分格放置，固体试剂与液体试剂分柜存放。

③可能污染其他试剂物质的试剂应密闭，与其他试剂分开存放；易产生气体的试剂

不能密封太紧，应放置在通风良好的地方；装有腐蚀性试剂的容器应有塑料或搪瓷托盘承托，以防止意外破损，托盘可承纳全部试剂；易潮解或受潮变质的试剂应存放在干燥器具中；挥发性试剂必须冷藏；当环境温度降低时，液体可能会变为固体，对于此类试剂，应采取防瓶裂措施。

④应有专人负责，经常检查，及时处理各种异常情况。

（4）危险试剂的贮存管理

具有危险性的试剂主要是指易燃、易爆、毒害、腐蚀和放射性等五大类物质，对其贮存管理，除应满足对一般试剂的要求外，还应注意：

①易燃易爆试剂应根据不同的理化特性分开存放，室内温度应低于30℃，严禁烟火和暴晒。本着不影响工作正常开展和确保安全的原则，实验室柜的存放量应保持在最低水平。

②易挥发易燃烧液体应瓶装密封。剧毒品必须在专用保险柜内存放，严格执行领用管理，实行双人双锁管理。

③对放射性物质，应在设有必要屏蔽设施和测量装置的专库中存放，并应建立严格的管理制度。

第二节　实验室基本操作

一、常见玻璃仪器的使用

（一）容量瓶

所有要求准确配制一定浓度的溶液必须使用容量瓶。

容量瓶的容量有大有小，均在瓶上标出（如50mL、500mL等）。瓶颈上有一刻度线，表示当液体加到此刻度时就相当于瓶上所标容量。瓶上并标有温度，通常为20℃，表示瓶上所标容量是在20℃时的容量。室温不在20℃时，容量将会有所增减。

使用容量瓶前，应检查容量瓶的塞子是否漏水，合格的瓶塞应系在瓶颈上，不得随意更换。容量瓶刻度以上的内壁挂有水珠会影响精确度，所以要洗得很干净。任何称重的固体物质必须先在小烧杯中溶解或加热溶解，冷却至室温后才能转移到容量瓶中。容量瓶绝不应加热或烘干。容量瓶定容再翻转摇匀，若翻转摇匀后定容，会因加的水或溶剂过多，导致溶液浓度偏小。

配制溶液时，先将溶质加入少量溶剂，溶解在烧杯中，然后沿玻璃棒将溶液引入容量瓶中；用少量溶剂冲洗烧杯，倒入容量瓶中，最后将溶剂加到刻度线。加溶剂时，在接近刻度线之前，改用滴管添加溶剂，以免越过刻度线。

为保证容量瓶的准确度，容量瓶内溶液的温度应在20℃左右，既不能太高也不能太低，不能直接加热；使用后，只能用水冲洗或用铬酸洗液浸泡，切勿放入刷子直接刷洗；洗净后倒置放干而不能烘干；容量瓶及其瓶塞成套固定，不能随意更换，以免漏出液体；配制蛋白溶液时，先将其溶解于烧杯中，然后沿瓶壁缓慢加入，加到刻度后搅拌均匀，以免产生大量气泡影响观察刻度。

（二）吸量管

是精密的卸量容器。实验室常用的分三种。

1. 刻度吸管　这类吸管的管壁上刻印有多个刻度。刻度分为刻到尖端的及刻度不到尖端的；刻度读数有从上而下及从下而上的，用前必须分清楚。

2. 移液管　此类管中部有一圆柱状空泡，只有一个刻度。由于卸出量已经固定，所以准确性比刻度吸管大。使用时，将所量取的液体慢慢放出，尖端所余少量液体不应吹出，只须在最后将管尖触及容器内壁转动几秒钟即可。这类管主要作量卸液体之用。

3. 奥氏（Ostwald）吸管　这是一类特殊吸管。管下端有一卵形空泡，上端有一容量刻度。量取液体时，当所量取的液体自行流出后，必须将遗留在管尖内的少量液体吹入容器内。该管的特点是每单位容器所占管壁的面积最小，而且管内无凹凸处阻碍液体的流出，因此精确度较高。生物化学实验中常用它吸取血液、组织液和组织匀浆等黏度较大的样品。

吸量管的使用方法

1. 一般使用吸管是用拇指和中指握着管身，刻度数字对着自己，并使管与地面垂直；以食指堵塞吸管上端开口，用以控制液体的放出速度。

2. 吸取液体时，应用橡皮球（洗耳球）吸取，尽量不用嘴吸。特别是浓酸、浓碱及有毒物质，严禁用嘴吸。吸时，应把吸管插入液体的适当深度，以免发生空吸现象。吸取液体的量应超过最高刻度少许。

3. 当吸管从所吸取的液体中取出后，均须用滤纸片将管外壁抹干净（特别是吸取血液等黏性液体时更需要如此）以免影响取量。

4. 吸管用滤纸抹净后，将液体放至起始刻度，弃去多余液体，然后再放至所需刻度。读取刻度时，眼睛要与所读取的刻度平行。刻度一般为圆圈或弧形，平行时只能看到一条线，液体应流至液体的凹面底部正好与该条线重叠。释放液体速度要慢，不可放开食指自由下落，以免液体在管壁内附着过多而造成误差。

5. 为减少误差。要选用恰当的吸管，如量取 1.5mL 时应选用 2mL 的刻度吸管，而不可选用 5mL 或 10mL 的，以 1mL 吸管吸取两次代替 2mL 也会产生误差。

6. 吸管用完后，应立即用水冲洗，尤其是吸含有蛋白质的溶液如血液、组织匀浆等的吸管，因为一旦蛋白质干燥，吸管的尖端就会被堵塞。用水冲洗后晾干，再用铬酸洗液浸泡 1 小时以上，最后取出，洗净晾干。

7. 使用过程中要防止吸管尖端和上口碰破，尖端碰破残缺，则吸量不准；上口破残，则不易控制流量。均不能使用。

二、药品的取用和溶液的配制

（一）固体试剂的取用规则

1. 要用干净的药勺取用。药勺用过后须洗净和擦干后才能再使用，以免沾污试剂。
2. 取用试剂后立即盖紧瓶盖。
3. 称量固体试剂时，必须注意不要取多，取多的药品，不能倒回原瓶。

（二）液体试剂的取用规则

1. 从滴瓶中取液体试剂时，请使用滴瓶中的滴管。滴管不应伸入所使用的容器中，以免与器壁接触而污染药物。从试剂瓶中抽取少量液体试剂时，需使用专用滴管。装药的滴管不应水平放置或滴管口斜向上放置，以防止药液滴入滴管的胶帽内。
2. 使用胶头滴管"四不能"：不能伸入和接触容器内壁，不能平放和倒拿，不能随意放置，未清洗的滴管不能吸取别的试剂。
3. 配制一定物质的量浓度溶液时，溶解或稀释后的溶液应冷却再移入容量瓶。
4. 配制一定物质的量浓度溶液，要引流时，玻璃棒的上面不能靠在容量瓶口，而下端则应靠在容量瓶刻度线下的内壁上。
5. 容量瓶不能长期存放溶液，更不能作为反应容器，也不能互用。

（三）溶液的配制

1. 配制溶质质量分数一定的溶液

计算：算出所需溶质和水的质量。把水的质量换算成体积。如溶质是液体时，要算出液体的体积。

称量：用天平称取固体溶质的质量；用量筒量取所需液体、水的体积。

溶解：将固体或液体溶质倒入烧杯里，加入所需的水，用玻璃棒搅拌使溶质完全溶解。

2. 配制一定物质的量浓度的溶液

计算：算出固体溶质的质量或液体溶质的体积。

称量：使用托盘天平称量固体溶质的质量，并用量筒测量所需的液体溶质的体积。

溶解：将固体或液体溶质倒入烧杯中，加入适量蒸馏水，用玻璃棒搅拌溶解，冷却至室温后，将溶液引流注入容量瓶中。

转移：用适量蒸馏水将烧杯及玻璃棒洗涤 2～3 次，将洗涤液注入容量瓶，振荡，使溶液混合均匀。

定容：继续小心地往容量瓶中加水，直到液面近刻度 2～3cm 处，改用胶头滴管加水，使溶液凹面的最低处与刻度正好相切。拧紧容量瓶并摇匀。

3. 溶液配制的注意事项　分析实验所用的溶液应用 GB6682 中规定的三级水配制，容器应用纯化水洗涤三次。特殊要求的溶液应事先做空白值检验。

溶液应装入带塞的试剂瓶中，遇光易分解的溶液应装在棕色瓶中，挥发性试剂的盖子必须拧紧。见空气易变质及放出腐蚀性气体的溶液也要盖紧，必要时用蜡封住。浓碱液应用塑料瓶盛装。

每瓶试剂必须有标明名称、规格、浓度和配制日期的标签。

配制硫酸、磷酸、硝酸、盐酸等溶液，都必须将酸倒入水中。配制时不可在试剂瓶中进行配制。

用有机溶剂配制溶液时，有时有机物溶解较慢，应不时搅拌，可以在热水浴中温热搅拌，不可直接加热，必须避免火源。

不可用手接触带腐蚀性或剧毒的溶液。剧毒废液必须经解毒处理，不可直接倒入下水道。

一般溶液保存时间不可超过 6 个月，如果试剂发生浑浊变质，就必须废弃不得使用。

三、化学试剂和实验用水的常识

（一）化学试剂

实验室最普遍使用的试剂为一般试剂，可分为四个等级，包括一级、二级、三级和生物化学试剂，其英文标志分别为 G.R、A.R、C.P、B.R，对应的标签颜色为绿、红、蓝、咖啡色，一级化学试剂主要用途为精密分析实验，二级化学试剂主要用于一般分析实验，三级化学试剂用于一般化学实验，生物化学试剂主要用于生物化学及医学化学实验。实际用中要根据实验的要求，本着节约的原则，合理选用不同级别的试剂。在能满足实验要求的前提下，尽量选用低价位的试剂。此外，还有其特殊用途的试剂，如标准试剂、高纯试剂、色谱纯试剂、光谱纯试剂、生化试剂等。

（二）纯水

纯水是最常用的纯净溶剂和洗涤剂。化学实验对水的质量有一定的要求，按水的质量可将其分为一级、二级、三级（25℃时，电导率分别约为 0.1μS/cm、1.0μS/cm、5.0μS/cm）。其中三级水是最普遍使用的纯水，常采用蒸馏、离子交换等方法制备。

一级水用于有严格要求的分析实验，如液相色谱分析用水等。二级水用于无机痕量分析，如原子吸收光谱分析用水等。三级水用于一般化学分析实验。

第三节　实验室安全及防护

在实验室中，经常与剧毒、腐蚀性、易燃易爆的化学品直接接触，经常使用由玻璃和瓷质品制成的易碎器具，以及在水、电、煤气等高温电热设备的环境下进行紧张而细致的工作。因此，有必要重视安全操作，熟悉一般安全知识。

注意安全不是一个人的事情。事故的发生不仅危害个人身体健康，还会危及周围人，损害国家财物，影响正常工作。因此，首先要在思想上重视安全工作，不能掉以轻心。其次实验前应了解仪器的性能和药物的性质，以及本实验的安全问题。实验过程中应集中注意力，严格遵守实验安全规则，避免发生意外。另外，要学习一般救护措施。一旦发生事故，能及时处理。最后，实验结束后，废物必须严格按照有关规定进行处理，以免造成环境污染和社会危害。

一、实验室安全常识

（一）实验室一般安全常识

1. 不要用湿的手、物接触电源。水、电、煤气（液化气）一旦使用完毕，就必须立即关闭水龙头、煤气（液化气）的开关和电闸。点燃的火柴用后应立即熄灭，不得乱扔。

2. 严禁在实验室内饮食、吸烟，或把食具带进实验室。实验完毕，必须洗净双手。实验时，应该穿上实验工作服，不得穿拖鞋。

3. 混有空气的不纯氢气、CO 等遇火易爆炸，操作时必须严禁接近明火；在点燃氢气、CO 等易燃气体之前，必须先检查并确保纯度。银氨溶液不能留存，因久置后会变成氮化银，也易爆炸。某些强氧化剂（如氯酸钾、硝酸钾、高锰酸钾等）或其混合物不能研磨，否则将引起爆炸。

4. 应配备必要的防护眼镜。倾注药剂或加热液体时，不要俯视容器，以防溅出，尤其是浓酸、浓碱具有强腐蚀性，切勿使其溅在皮肤或衣服上，眼睛更应注意防护。稀释它们时（特别是浓硫酸）应将它们慢慢倒入水中，以避免迸溅；试管加热时，切记不要使试管口向着自己或别人。

5. 不要俯向容器去嗅放出的气味。闻气味时，应该是面部远离容器，用手把离开容器的气流慢慢地扇向自己的鼻孔。能产生有刺激性或有毒气体的实验必须在通风橱内进行。

6. 有毒药品不得进入口内或接触伤口，剩余的废液也不能随便倒入下水道。

7. 实验室所有药品不得携带出室外，用剩的有毒药品放回原处。

8. 洗涤的试管等容器应放在规定的地方（如试管架上）干燥，严禁用手甩干，以防未洗净容器中含的酸碱液等伤害别人身体或衣物。

9. 用实验动物进行实验时，不许戏弄动物。进行杀死或解剖等操作，应按规定方法进行，绝对不能拿动物、手术器械或药物开玩笑。

（二）安全用电常识

违章用电常常可能造成人身伤亡、火灾、损坏仪器设备等严重事故。为了保障人身安全，一定要遵守实验室安全规则。

1. 防止触电
①不用潮湿的手接触电器。

②电源裸露部分应有绝缘装置（例如电线接头处应裹上绝缘胶布）。

③所有电器的金属外壳都应保护接地。

④实验时，应先连接好电路后才接通电源。实验结束时，先切断电源再拆线路。

⑤修理或安装电器时，应先切断电源。

⑥不能用试电笔去试高压电。使用高压电源应有专门的防护措施。

⑦如有人触电，应迅速切断电源，然后进行抢救。

2. 防止引起火灾

①使用的保险丝要与实验室允许的用电量相符。

②电线的安全通电量应大于用电功率。

③室内若有氢气、煤气等易燃易爆气体，应避免产生电火花。电器工作和开关电闸时，易产生电火花，要特别小心。电器接触点（如电插头）接触不良时，应及时修理或更换。

④如遇电线起火，立即切断电源，用沙或二氧化碳、四氯化碳灭火器灭火，禁止用水或泡沫灭火器等导电液体灭火。

3. 防止短路

①线路中各接点应牢固，电路元件两端接头不要互相接触，以防短路。

②电线、电器不要被水淋湿或浸在导电液体中，例如实验室加热用的灯泡接口不要浸在水中。

4. 电器仪表的安全使用

①在使用前，先了解电器仪表要求使用的电源是交流电还是直流电；是三相电还是单相电以及电压的大小（380V、220V、110V或6V）。须弄清电器功率是否符合要求及直流电器仪表的正、负极。

②仪表量程应大于待测量。若待测量大小不明时，应从最大量程开始测量。

③实验之前要检查线路连接是否正确。经教师检查同意后方可接通电源。

④在电器仪表使用过程中，如发现有不正常声响，局部温升或嗅到绝缘漆过热产生的焦味，应立即切断电源，并报告教师进行检查。

（三）气体使用操作规程

纯氧可以从电解水或液化空气中获得。压缩后，将其储存在钢瓶中以备后用。使用氧气需用氧气压力表。必须遵守以下规则。

1. 搬运钢瓶时，防止剧烈振动，严禁连氧气表一起装车运输。

2. 严禁与氢气同在一个实验室里面使用。

3. 尽可能远离热源。

4. 使用时要特别注意手、工具、钢瓶及周围不要沾油污，扳手上的油可以用酒精洗掉，晾干后使用，以免燃烧和爆炸。

5. 氧气瓶应与氧气表一起使用，氧气表需仔细保护，不能随便用在其他钢瓶上。

6. 开阀门及调压时，人不要站在钢瓶出气口处，头不要在瓶头之上，而应在钢瓶的侧面，以保证人身安全。

7. 开气瓶总阀之前，必须首先检查氧气表调压阀是否处于关闭状态。不要在调压阀开放状态时，突然打开气瓶总阀，否则会将氧气表打坏或发生其他事故。

8. 防止漏气，若漏气应将螺旋旋紧或换皮垫。

9. 钢瓶内压力在 0.5MPa 以下时，不能再用，应该去灌气。

（四）X 射线的防护

X 射线被人体组织吸收后对人体有害。一般晶体 X 射线衍射分析用的软 X 射线（波长较长，穿透能力较低）比医院透视所用的硬 X 射线（波长较短、穿透能力较强）对人体组织的危害更大。轻的造成局部组织灼伤，若长期接触，重的可造成白细胞下降、毛发脱落，发生严重的射线病。但是，如果采取适当的保护措施，则可以避免上述风险。最重要的是要防止身体的所有部位（尤其是头部）受到 X 射线，尤其是直接 X 射线的照射。因此，要注意在 X 射线管窗口附近使用铅片（厚度超过 1）挡好，使 X 射线尽可能限制在一个很小的局部区域内，不让它散射到整个房间，在操作（尤其是对光）时，必须佩戴防护装备（特别是铅玻璃眼镜）。操作人员站的位置应避免直接照射。操作完，用铅屏把人与 X 光机隔开；暂时不工作时，应关好窗口，非必要时，人员应尽量离开 X 光实验室。室内应保持良好通风，以减少由于高电压和 X 射线电离作用产生的有害气体对人体的影响。

二、实验室急救常识

在实验过程中不慎发生受伤事故，应立即采取适当的急救措施。

（一）化学灼伤的急救

1. 眼睛灼伤或异物落入眼睛，化学药品溅入眼睛后，应立即用大量清水缓慢彻底冲洗。实验室应提供用于清洗眼睛的专用水龙头。洗眼时保持眼皮张开，可由他人帮助翻开眼睑，持续冲洗 15 分钟。忌用稀酸中和溅入眼睛的碱性物质，反之亦然。对因碱金属、溴、磷、浓酸、浓碱或其他刺激性物质飞溅引起眼部灼伤者，应在急救后迅速送医院检查治疗。

2. 皮肤灼伤

（1）酸灼伤先用大量水冲洗，以免深度受伤，再用稀 $NaHCO_3$ 溶液或稀氨水浸洗，最后用水洗。

（2）碱灼伤先用大量水冲洗，再用 1% 硼酸或 2%HAc 溶液浸洗，最后用水洗。

（二）割伤

先清除伤口内的玻璃碎片和其他异物，用水冲洗伤口，挤出一点血，涂上红汞药水，用无菌纱布包好。也可以在清洗干净的伤口上贴上"创可贴"，可立即止血，且易愈合。如果严重割伤大量出血时，先止血，让伤者平卧，抬高出血部位，按压周围动脉或用绷带包扎伤口直接施压，若绷带被血浸透，不要换掉，再盖上一块施压，立即送医院治疗。

（三）烫伤

当被火焰、蒸汽、红热的玻璃、铁器等灼伤时，立即用大量清水冲洗或浸泡伤口，使其迅速冷却，以免温度烧伤。如起水泡不宜挑破，用纱布包好送医院治疗。对于轻微烫伤，在伤口上涂鱼肝油或烧伤膏或万花油后包扎。

（四）玻璃碎片

玻璃碎片进入眼睛是很危险的。此时尽量保持冷静，千万不要用手揉搓，也不要让别人清除杂物，尽量不要转动眼球，可任其流泪，有时碎屑会随着泪水而流出。用纱布轻轻包住眼睛后，将伤者紧急送往医院处理。如果是木屑、灰尘颗粒等异物，可由他人翻开眼睑，用无菌棉签轻轻取出异物，或者任其流泪，待异物排出后，再滴几滴鱼肝油。

（五）触电

触电时可按下列方法之一切断电路。

1. 关闭电源。

2. 用干木棍使导线与被害者分开。

3. 使被害者和土地分离。

急救时急救者必须做好防止触电的安全措施，手或脚必须绝缘。

（六）实验室灭火方法

实验中一旦发生了火灾切不可惊慌失措，应保持镇静。首先立即切断室内一切火源和电源。然后根据具体情况积极正确地进行抢救和灭火。常用的方法如下。

1. 在可燃液体燃着时，应立即拿开着火区域内的一切可燃物质，关闭通风器，防止扩大燃烧。若着火面积较小，可用石棉布、湿布或沙土覆盖，隔绝空气使之熄灭。但覆盖时要轻，避免碰坏或打翻盛有易燃溶剂的玻璃器皿，导致更多的溶剂流出而再着火。

2. 酒精及其他可溶于水的液体着火时，可用水灭火。

3. 汽油、乙醚、甲苯等有机溶剂着水时，应用石棉布或砂土扑灭，绝对不能用水，否则反而会扩大燃烧面积。

4. 导线着火时不能用水及二氧化碳灭火器，应切断电源或用四氯化碳灭火器。

5. 衣服被烧着时切忌奔走，可用衣服，大衣等包裹身体或躺在地上滚动借以灭火。

三、实验室废弃物的处理

实验中经常会产生某些有毒气体、液体和固体，必须及时排弃。如果不经处理直接排放，会污染周围空气和水源，使污染环境，危害人体健康。因此，液体废物、废气和废渣必须经过处理才能排弃。

污染物的一般处理原则为：分类收集、存放，分别集中处理。尽可能采用废物回收以及固化、焚烧处理，在实际工作中选择合适的方法进行检测，尽可能减少废物量、减少污染。废弃物排放应符合国家有关环境排放标准。

（一）化学类废物

产生少量有毒气体的实验应在通风橱中进行。通过排气设备将少量有毒气体排到室外，避免污染室内空气。产生大量有毒气体的实验应配备吸收或处理装置。

废液应存放在密闭容器中，并根据其化学特性存放在合适的容器和存放地点。不可混合贮存，容器标签必须标明废物类型和贮存期限，并定期处理。一般废液经酸碱中和、混凝沉淀、次氯酸钠氧化处理后方可排弃。有机溶剂废液应根据其性质进行回收。

（二）生物类废物

生物废弃物应根据其病原体来源的特点和物理特性选择合适的容器和存放地点，并应配备专人分类收集后进行消毒、烧毁处理，日产日清。

液体废物通常可以通过添加漂白粉进行氯化消毒处理。固体可燃废物应分类收集、处理，一律及时焚烧。不可燃固体废物分类收集时，可加入漂白粉进行氯化消毒处理。满足消毒条件后进行最终处置。

一次性使用的制品如手套、帽子、工作物、口罩等使用后放入污物袋内集中烧毁。

可重复利用的玻璃器材如玻片、吸管、玻瓶等可以用 1000 ～ 3000mg/L 有效氯溶液浸泡 2 ～ 6 小时，然后清洗重新使用，或者废弃。

标本的玻璃、塑料、搪瓷容器可煮沸 15 分钟，或者用 1000mg/L 有效氯漂白粉澄清液浸泡 2 ～ 6 小时，消毒后用洗涤剂及流水刷洗、沥干；用于微生物培养的，经压力蒸汽灭菌后使用。

微生物检验接种培养过的琼脂平板应压力灭菌 30 分钟，趁热将琼脂倒弃处理。

尿、唾液、血液等生物样品，加漂白粉搅拌后作用 2 ～ 4 小时，倒入化粪池或厕所。或者进行焚烧处理。

（三）放射性废物

一般实验室的放射性废弃物为中低水平放射性废弃物，将实验过程中产生的放射性废物收集在专门的污物桶内，桶的外部标明醒目的标志，根据放射性同位素的半衰期长短，分别采用贮存一定时间使其衰变和化学沉淀浓缩或焚烧后掩埋处理。

放射性同位素半衰期短的废弃物，用专门的容器密闭后，放置于专门的贮存室，放置十个半衰期后排放或者焚烧处理。

放射性同位素半衰期较长的废弃物，液体可用蒸发、离子交换、混凝剂共沉淀等方法浓缩，装入容器集中埋于放射性废物坑内。

（韩冰冰）

第七章　实验动物学概论

第一节　概　述

自古以来，人与动物就有着密切的联系。实验动物学将动物划分为野生动物、经济动物和实验动物等。

一、实验动物相关基本概念

（一）实验动物

根据 1988 年国家科委发布的《实验动物管理条例》所称："实验动物是指经人工饲育、对其携带的微生物实行控制、遗传背景明确或者来源清楚的，用于科学研究、教学、生产、检定以及其他科学实验的动物。"作为活体实验材料，实验动物应具备以下基本条件，即对实验处理的高度敏感性、个体反应的均一性和遗传稳定性。上述条件对于保证实验结果的准确性、可靠性和再现性很重要。但是，除了其先天的遗传性状外，后天的繁育条件、营养条件、微生物和寄生虫携带情况也很重要。它们完全依赖于严格的人为控制。

（二）动物实验

动物实验是指在实验室内，为了获得有关生物学、医学或兽医学方面新的知识或解决具体问题而使用动物进行的科学研究。这类研究必须由具备研究学位或专业技术的人员指导或亲自实施。如博士、硕士、兽医师、职业技术人员等。

二、实验动物区别于其他动物的特点

与其他动物相比，实验动物具有以下特点。

（一）实验动物是遗传限定的动物

从遗传学角度看，实验动物必须经人工培育、遗传背景明确或来源清楚。在人工控制的条件下，实验动物经过连续的近亲繁殖，可以达到遗传基因几乎完全纯合，这在野生动物中是无法做到的。依据实验动物遗传基因纯合的程度，实验动物通常划分为几大类群：近交系（inbred strain）、突变系（mutant strain）、杂交一代（hybrid F1）和封闭群（closed colony）。

（二）培育实验动物的目的主要是为了科学实验

实验动物不同于养殖意义上的经济动物，强调经济价值，也不同于观赏动物，强调观赏价值。相反，它利用遗传学原理为各种科学研究培育了各种动物品系、免疫缺陷动物和人类疾病动物模型。在微生物控制方面，则培育出各种无菌动物、悉生动物及科学研究需要的无特殊病原体动物等。

三、实验动物微生物质量控制标准

参照国际实验动物微生物质量控制和我国的实际情况，根据中华人民共和国技术监督局 GB14922-94《实验动物微生物学和寄生虫学监测等级》规定，将实验动物按微生物控制程度，划分为四个等级。

一级普通动物（conventional animal，CV）：不携带主要人畜共患病原和动物烈性传染病的病原。

二级清洁动物（clean animal，CL）：除一级动物应排除的病原外，不携带对动物危害大和对科学研究干扰大的病原。

三级无特殊病原体动物（specific pathogen free animal，SPF）：除一、二级动物应排除的病原外，不携带主要潜在感染或条件致病和对科学实验干扰大的病原。

四级无菌动物（germ free animal，GF）：无可检出的一切生命体。

第二节 实验动物设施

一、实验动物设施的概念

实验动物设施根据其功能和使用目的不同在国标中将其分为实验动物繁育、生产设施和动物实验设施。

（一）实验动物繁育、生产设施

实验动物繁育、生产设施是指用于实验动物繁育、生产的建筑物、设备以及运营管理在内的总和。

（二）动物实验设施

动物实验设施是指以研究、实验、教学、生物制品和药品生产等为目的，进行实验动物饲育、实验的建筑物、设备以及运营管理在内的总和。

二、实验动物设施的分类

实验动物设施要求达到基本一致的条件，才能尽量使实验动物的生理与心理不致受到影响而影响实验结果。按微生物控制程度，实验动物设施分类如下。

（一）开放系统

通常为单走廊专用房舍，采用自然通风或设有排风装置，有防虫、防鼠设施，要求笼具和垫料消毒、使用无污染的饲料，人员进出有一定的防疫措施。这类设施仅适用于普通级动物。该系统通常分为三个区域：前区，包括检疫室、办公室、休息室等；控制区，包括动物饲育室、动物实验室、清洁走廊、清洁物品储存室等；后勤处理室，包括污染走廊、洗刷消毒室、污物处理设施等。人员、动物和物品原则上按前区—控制区—后勤处理区的走向运行。

（二）亚屏障系统

亚屏障系统又称为清洁级屏障系统，用于饲养清洁级动物，通常有双走廊。该设施的结构和设备配置要求与屏障系统几乎相同，只是空气纯度达到十万级，管理要求略低于屏障系统，所以称之为亚屏障系统。它也分为三个区域：清洁区、污染区和外部区。清洁区包括动物饲养室或实验室、清洁走廊、清洁物品准备室、清洁物品储藏室和检疫室。污染区域包括污染的走廊、洗刷消毒室等；外部区包括接受动物室、饲料加工室、库房、更衣淋浴间、办公室、值班室、机房、焚烧炉等。结构通常是双走廊，凡进入清洁区的人员、动物和物品，甚至空气和水都要经过相应的处理，保证该区域不受微生物的侵染。

进入清洁区的人员、动物和物品要分别遵循一定的运行路线。

1. 人员 更衣—淋浴—更衣—清洁走廊—饲养室或动物实验室—污染走廊—洗刷消毒室—更衣—外部区域。

2. 物品 包装—高压消毒（已包装消毒的可经传递窗，清洁笼具经有消毒液的渡槽）—清洁准备室—清洁物品储存室—饲养室或动物实验室—（污物经包装处理）污染走廊—外部区域。

3. 动物 动物（带专用包装）—传递窗—检疫室—清洁走廊—饲育室或实验室—（经包装）污染走廊—外部区域。

（三）屏障系统

屏障系统主要用于饲育 SPF 级动物。SPF 屏障系统包括正压屏障结构、负压屏障结构（生物安全屏障系统）和层流架（正/负压）或隔离器。屏障系统的设备必须与外界隔离，空气经过三级过滤净化后才进入屏障设施之内，空气洁净度为 10000 级。除生物安全屏障系统为负压以外，通常应保持为正压，且不低于 $20 \sim 50$Pa；出风口设有防空气倒流装置。屏障系统设有清洁和污染走廊。所有进入系统的物品，如笼子、饲料、饮水、垫料、器械等，都必须彻底消毒灭菌，人员进入要经淋浴、更衣，使用专用的服装，进入的动物要有专用包装，也经严格的消毒处理。系统内的人员、物品和空气等采用单向固定的流通路线，有呼吸系统疾病和皮肤病的人员不能进入系统内。结构要求和进入系统内的人、动物和物品的运行等与亚屏障系统基本相同，但要求更为严格。

（四）隔离系统

隔离系统主要设备是隔离器，分正压和负压隔离器。隔离器及其辅助装置共同组成隔离系统，用于饲养 SPF 动物、无菌动物和悉生动物。隔离器可置于亚屏障系统或开放系统内运转，如在开放系统内，则要严格控制系统内环境的温度、湿度。

在操作过程中，工作人员只能通过隔离器上的橡胶手套进行饲养或实验。物品经过包装消毒，然后由灭菌室或传递窗传入；动物通过无菌剖宫产进入；进入隔离器的空气必须经过高效过滤，保证隔离器内空气的洁净度达到 100 级无菌并保持正压。也可根据实验要求保持负压，但必须配置排气装置，确保排气达标。

第三节　实验动物分类及常用实验动物的选择

一、生物学分类

根据自然分类法，生物被分为两大界，即动物界和植物界。界以下为门（Phylum）、纲（Class）、目（Order）、科（Family）、属（Genus）、种（Species）等。

目前所用的绝大多数实验动物属于动物界脊椎动物门，该门下有 6 个纲：圆口纲、鱼纲、两栖纲、爬行纲、鸟纲和哺乳纲。最常用的实验动物均为哺乳类动物，主要分布在 12 个目，包括有袋目（如袋鼠）、贫齿目（如犰狳）、食虫目（如刺猬、鼩鼱）、翼手目（如蝙蝠）、灵长目（如猕猴、狨猴、猩猩）、兔形目（如兔、鼠兔）、啮齿目（如鼠、小鼠、豚鼠、仓鼠）、鲸目（如江豚）、食肉目（如狗、猫、鼬）、鳍足目（如海狗）、鳍足目（如海狗）、奇蹄目（如马、驴、骡）、偶蹄目（如猪、牛、羊）。

另外，鸟纲如鸽、鸡、鸭等以及两栖纲如青蛙、蟾蜍等也常被选作实验动物。圆口纲、鱼纲和爬行纲的动物中少数也有被用作实验动物者。

二、遗传学分类

实验动物按遗传学可分为相同基因类型和不同基因类型两大类。相同基因类型又分为近交系、突变系和杂交 F1 代；不同基因类型又称远交群或封闭群。

（一）实验动物品种、品系的概念

1. 种（species） 是生物学分类的最基本单位。在实验动物学中，种是指有繁殖后代能力的同一种类的动物。

2. 品种（stock） 品种一般指具有一些容易识别和人们所需要的性状，而且可以基本稳定遗传的动物群体。如新西兰白兔、青紫兰兔、Wistar 大鼠、KM 小鼠等。

3. 品系（strain） 在实验动物学中把基因高度纯合的动物称作品系动物。例如，C57BL/6 是近交系动物中的一个品系，属低癌组、高补体活性的动物。

（二）杂交一代

杂交一代动物是由两个无关的近交品系杂交而繁殖的第一代动物，其遗传组成均等地来自两个近交品系，属于遗传均一并表现型相同的动物。确切地说，F1 代动物不是一个品系或品种，因为它不具有育种功能，不能自群繁殖成与 F1 代相同基因型的动物。

杂种一代有许多优点，在某些方面比近交系更适用于研究。

1. 遗传和表型上的一致性　就某些生物学的特征而言，杂种一代比近交系动物具有更高的一致性，不容易受环境因素变化的影响，广泛地适用于营养、药物、病原和激素的生物评价。

2. 杂交优势　杂交一代生命力强，抗病力强，寿命长，容易饲养。它适用于携带保存某些有害基因以及长期慢性致死实验。它还可以用作代乳动物以及卵、胚胎和卵巢移植的受体。

3. 具有同基因性　杂交 F1 代动物虽然具有杂合的遗传组成，但其可接受不同个体乃至接受两个亲本品系的细胞、组织、器官和肿瘤的移植，适用于免疫学和发育生物学等领域的研究。

4. 可作为某些疾病研究的模型

（三）近交系动物

杂种动物经过相当于 20 代全同胞兄妹单线连续繁殖，各条染色体上的基因趋于纯合，品系内个体差异趋于零，近交系数大于 98.6% 即为近交系动物。这种动物在自然界里并不存在，是人工专门培育的实验动物。

近交系动物个体之间极为一致，对实验反应一致，由于实验数据的标准偏差小，实验组和对照组所需的动物数量都很少。近交揭示了隐性基因的纯合特性，这些动物具有明确的谱系并且容易获得，使它们成为基因连锁分析、遗传学、生理学和胚胎生物学研究的理想实验材料。在一些组织细胞或肿瘤移植实验中，个体间组织相容性的一致性是实验成功的关键。近交动物是这方面不可缺少的实验动物。同时使用多个近交品系可以让不同的研究人员分析不同的遗传组成对一个实验的影响，并观察实验结果是否具有普遍意义。近交系动物的特点如下。

1. 纯合性和一致性　在一个近交品系内所有动物的基因位点都应该是纯合子，这样的个体与该品系中任何一个动物交配所产生的后代也应该是纯合子，在这些动物中没有暗藏的隐性基因。由于近交系动物是相同基因型的动物，因而任何可遗传的体征都完全一致。在同一品系内动物个体间进行皮肤和肿瘤移植时不会被当作异物排斥。

2. 遗传稳定性　已建立的近交系动物在遗传上非常稳定，个体遗传变异只发生在少数残留的杂合基因和基因突变中，这种概率非常低。如果该品系在确认后仍坚持近交，则应辅以遗传监测，及时发现遗传变异的动物并将其清除，该品系的遗传特性可代代相传。

3. 个体性　就整个近交系小鼠而言，每个品系在遗传上都是独一无二的，几乎所有近交品系都建立了自己的遗传谱，遗传监测方法可用于区分两种外观相似的品系，一些品系自发地发展出某些疾病，可以成为研究人类疾病的理想动物模型。在某些情况下，品系间的差别显示在量上，而不在质上，这对于研究也非常有用。因此可在众多的近交系中筛选出对某些因子敏感和非敏感的品系以达到不同的实验目的。

4. 分布的广泛性　近交系动物个体具备品系的全能性，每个个体都可以携带该品系的整个基因库。引种非常方便，只需要 1 ～ 2 对动物。今天，大多数近交系动物在世界各地都很常见。这意味着来自不同国家的科学家可以去验证和比较已获得的数据。

5. 背景资料和数据较为完善　由于近交系动物在培育和保种过程中的详细记录、广泛分布和频繁使用，有许多文献记录了每个品系的生物学特性，这些基本数据可用于设计新实验和解释实验结果。

（四）封闭群动物

封闭群动物属不同基因型动物，又称远交群。祖代来自近交系的远交群又称非近交系和随机交配品系。封闭群是一个长时期与外界隔离，雌雄个体之间能够随机交配的动物群。其遗传组成与自然条件下的动物种群结构较为接近。由于在远交种群中，个体之间具有遗传杂合性而差异较大，但是从整个群体来看，封闭群状态和随机交配使群体基因频率基本保持稳定不变，从而使群体在一定范围内保持有相对稳定的遗传特征。

在封闭群内，个体间的差异程度主要取决于其祖代来源，若祖代来自一般杂种动物，则个体差异较大，若祖代来自同一个品系的近交系动物，差异则较少。目前，常见的封闭群动物有昆明种小鼠、Wistar 大鼠、NIH 小鼠、青紫兰兔、新西兰兔等，尤其是中国昆明种小鼠，目前是使用最多的动物。

封闭群动物具有杂合特性，避免近交，防止了近交衰退。因此，它比近交系具有更长的寿命和更强的繁殖力，抗病力强，可以大批量生产，供应量充足。封闭群体作为一个整体没有引入任何新的血缘，其遗传特性和其他反应性相对稳定，但对于群体内的个体而言，它是杂合的，因此个体之间反应性有差别。个体之间的可重复性和一致性不如近交动物，因为它们某些个体反应性强，某些个体反应性弱。由于这些特性，封闭群动物通常适用于药物筛选、毒理安全实验和教学应用。

（五）突变系动物

突变系动物是带有突变基因的品系动物。人们把具有突变基因的动物称为突变动物，将这些突变动物按照科学研究的要求进行定向培育，使育成的动物符合实验要求，称其为突变系动物。携带目的突变基因同时有繁殖能力的兄妹进行交配，使其子代基因纯合，经过 20 代即可育成纯合子型的突变系动物。

一些突变动物已被用于科学研究，特别是类似于人类疾病的突变动物已被用作动物模型。如肥胖和糖尿病小鼠、肌肉萎缩症小鼠等。广泛使用的无胸腺裸鼠是免疫学研究的重要动物模型。裸鼠可以接受多种人类癌细胞移植，成为研究癌症机制和筛选癌症治疗药物的良好动物模型。

三、常用实验动物特点

（一）小鼠

小鼠属哺乳纲啮齿目鼠科小鼠属。小鼠繁殖快，饲养管理费用低，所以成为生物医学研究中广泛使用的实验动物，也是当今世界上研究最详尽的哺乳类实验动物。

小鼠胆小，容易受惊，对外界环境的变化很敏感。小鼠在人工驯养条件下，性情温顺易于捕捉。小鼠喜欢阴暗，固定一处睡眠营巢。傍晚活动加强，夜间更加活跃，其进食、交配、分娩多发生在夜间。小鼠是群居动物，当成群喂养时，它们的食物消耗量比单独喂食时更多，而且它们的生长发育也更快。把小鼠群体中性成熟的雄鼠放在一起易发生互斗。小鼠对室外温度的变化非常敏感，尤其是在低温下。运输和环境变化引起的低温会迅速导致小鼠死亡。健康小鼠寿命可达 18～24 个月，最长可达 3 年。近交系小鼠与普通小鼠相比，一般生活能力弱，寿命较短。

小鼠被广泛用于各种药物的毒性实验、筛选性实验、生物效应测定和药物的效价比较实验，微生物、寄生虫病学的研究，肿瘤、白血病研究，避孕药和营养学实验研究，镇咳药研究。针对某种疾病或疾病症状筛选药物时，如可用于筛选的实验动物种类比较多，可以选择先从小鼠开始筛选。当有控制作用时，使用杂交小鼠就可以观察到药物的整体效果。由于杂交小鼠的血缘关系相对较远，因此它们可以对药物反应敏感度不同。如果要通过筛选获得药物的综合效果，就使用近交系小鼠或大动物进行进一步验证。

（二）大鼠

大鼠属啮齿目鼠科大鼠属，属野生褐色大鼠的变种。

大鼠性情温顺，容易捕捉。通常，它们不会主动咬人。然而，当粗暴对待或缺乏营养时，它们会互相攻击或撕咬。大鼠是杂食动物，有随时采饮的习惯。喜食动物肉，甚至是同类的肉。大鼠具有群居优势。大鼠的活动主要集中在黄昏和清晨之间，白天，它们经常在笼子里闭上眼睛休息，交配通常在晚上进行。大鼠对各种刺激很敏感，环境条件的微小变化也可引起大鼠的反应。

大鼠主要应用于神经 - 内分泌疾病、营养及代谢性疾病、肿瘤、传染病、多发性关节炎和化脓性淋巴腺炎等疾病及高级神经活动的研究。同时，也用于药物学研究。

（三）豚鼠

豚鼠属哺乳纲啮齿目豚鼠科。又名天竺鼠、海猪、荷兰猪。

豚鼠喜群居，不喜攀登和跳跃，故可放在无盖小水泥池中进行饲养。豚鼠习性温顺，胆小易惊，喜干燥清洁的生活环境，嗅觉和听觉都比较发达，对声音、气味、温度骤变等各种刺激有极高的反应，食量较大，但对变质的饲料特别敏感，与大鼠和小鼠相反，它夜间少食少动。豚鼠属于晚成性动物，即母鼠怀孕期较长，为 63 天左右，胚胎在母体发育完全，出生后即已完全长成，出生后迅速发育生长。

豚鼠主要用于各种传染病的研究、细菌性和病毒性传染病的实验诊断、药理学研究、营养学研究。豚鼠是进行维生素 C 研究的重要动物。豚鼠体内不能合成维生素 C，对维生素 C 缺乏十分敏感，如果饲料中缺乏时，很快会出现一系列坏血病症状，是目前唯一用于研究实验性坏血病的动物。另外，豚鼠容易过敏，非常适合进行过敏反应或变态反应的研究。

（四）家兔

家兔属于哺乳纲啮齿目兔科，是草食性哺乳动物。

家兔体小力弱、胆小怕惊，是食草类单胃动物。饲养原则是以粗粮为主，精饲料为辅。家兔有食粪癖（coprophagy），喜直接从肛门口吃粪。家兔属于刺激性排卵类型动物，对体温变化十分灵敏，最易产生发热反应，而且发热反应典型、恒定。

家兔可以应用于免疫学研究，目前被广泛用于各种人和动物的抗血清和诊断血清的研制。利用家兔可诱发排卵的特点可进行避孕药的筛选研究。家兔的眼球甚大，几乎呈圆形，眼球体积 5～6cm^3，重 3～4g，便于进行手术操作和观察，因此家兔是眼科研究中最常用的动物。家兔因为体温变化十分灵敏，最易产生发热反应，发热反应典型、恒定，所以家兔常被选用进行发热、解热和检查致热源等实验研究。家兔还被用于胆固醇代谢和动脉粥样硬化症的研究等。

（五）犬

犬属哺乳纲、食肉目、犬科。

犬类喜欢亲近人，容易驯服，短期训练后能很好地配合实验。犬有神经类型，分活泼型、安静型、不可抑制型和衰弱型。这对一些慢性实验，特别是高级神经活动实验的动物选择很重要。犬习惯不停地运动，还习惯于啃咬肉、骨头，喜吃肉类及脂肪，饲料中需要有一定的动物蛋白质与脂肪。成年公犬喜欢打架，具有合群欺弱的特点。犬群中可存在主从关系。正常的犬鼻尖呈油状滋润，人以手背触之有凉感，它能灵敏地反映动物全身的健康情况。

犬广泛用于实验外科各个方面的研究，如心血管外科、脑外科、断肢再植、器官或组织移植等。犬非常适合于进行慢性实验，因为它可以通过短期训练很好地配合实验。另外还可应用于药理学、毒理学和药物代谢研究。

四、实验动物的选择

科学研究、医疗实践、生物制品的生产和检定都离不开实验动物，为了保证实验结果的科学性、重复性，必须选择标准化及与实验目的相适应的实验动物。从某种意义上讲，选择适宜的实验动物来进行实验，是科学研究成功的关键。一般应遵循以下的原则。

（一）选择与人体结构、机能、代谢及疾病特征相似的动物

利用实验动物某些与人类相近似的特性，在动物实验中推导和探索出人类疾病发生和发展的规律。从进化的角度看，猩猩和猴最接近人类。在解剖学、组织器官功能、白细胞抗原及染色体带型等方面与人相似，用这些动物实验的结果来解释人体情况则更有可信性。

一些有自发性疾病的动物，可以局部或全部地反映人类类似疾病的过程表现，可用遗传育种的方法，把这种动物培育成疾病的模型动物，以供研究。

给兔、鸡、猪、狗、猴等动物高胆固醇饮食会诱发动物的高脂血症或动脉粥样硬化。但猴和猪除有动脉粥样硬化外，还会有心脏冠状动脉前降支形成斑块、大片心肌梗死的情况，这与人更为相似。

考虑到家犬是红绿色盲，所以不能以红绿为刺激条件进行条件反射实验；由于其汗腺不发达，因此不宜用于发汗实验；根据其胰腺小的特点，可制作胰腺摘除术模型；因为家犬胃小易做胃导管，可进行胃肠道生理的研究。而大鼠无胆囊，不会呕吐，不能做胆功能观察或催吐实验。狗、猫、猴等动物呕吐反应敏感，则宜选用。

（二）选用结构简单又能反映研究指标的动物

高度进化或结构和功能复杂的动物有时会给控制实验条件和获取实验结果带来不可预测的困难。在能反映实验指标的情况下，应选择结构和功能简单的动物。如选用灵长类动物作为测试材料，难度可想而知。

（三）选择易获得、经济、易饲养管理的动物

为了不影响实验结果的准确性和可靠性，尽量选择易于繁殖、经济实用的实验动物。当前的"3R"原则已被国际接受和推广，3R 是指 reduction（减少）、replacement（替代）和 refinement（优化），主要内容为：实验中尽可能地少用动物，尽量选用其他方法代替，尽量使用最好的条件进行实验动物的饲养、管理和操作，采用最佳的实验设计方案，善待动物。能用小动物则不用大动物，能用低等动物则不用高等动物。

第四节　动物实验的基本操作方法

一、实验动物的抓取与固定方法

抓取和固定实验动物的方法作为动物实验的基本技术，应以不使动物产生疼痛、符合生理特点、减轻应激和便于实验操作为原则。在实验过程中，为了不损害动物的健康，不影响观察指标，避免被动物咬伤，首先必须限制动物的活动，使动物处于平静状态。工作人员必须掌握合理的抓取和固定方法，在抓取动物之前，应该了解各种动物的一般习性。操作时要小心、大胆、敏捷、熟练、精确，不要野蛮粗暴，不要恐吓动物，

同时要爱护动物，让它们少受痛苦。

（一）小鼠

小鼠的性情比较温顺，一般不咬人，更容易抓握和固定。通常用右手抬起鼠尾巴，将其放在鼠笼盖或其他粗糙的表面上，当小鼠向前挣扎爬行时，用左手拇指和食指捏住其耳朵和颈部的皮肤，将小鼠尾巴放在左手手掌，无名指和小指可以夹住其背部的皮肤和尾巴，完全固定小鼠。在一些特殊的实验中，如使用尾静脉注射，可能会使用特殊的固定装置进行固定。对于手术或心脏采血，应先进行麻醉，对于解剖实验，应在进行前无痛处死。

（二）大鼠

大鼠的门牙很长，当操作者因抓取不当而惊吓或激怒到大鼠时，它很容易咬伤操作者的手指。因此，不要用突然攻击式抓它，拿起它时，需要轻轻抓住它的尾巴，将它提起，放在实验台上，用玻璃钟罩住或置于固定的鼠箱中，以便从尾静脉抽血或注入血液。腹腔注射或灌胃时实验者应戴棉手套（有经验的人可不戴），用右手轻轻抓住大鼠的尾巴向后拉，但切忌抓住它的末端，防止尾巴末端的皮肤脱落，左手抓住大鼠的耳朵、头部和颈部的皮肤，将大鼠固定在左手上，然后用右手进行操作。

（三）家兔

家兔更温顺，不咬人，但它们的爪较尖，当它挣扎时要避免被它抓伤皮肤。通常的抓握方法是先轻轻打开笼门，以免其受到惊吓，然后将手伸入笼子，从头前阻拦它跑动，然后用一只手抓住兔颈部皮毛，提起兔子，用另一只手托住它的臀部，或者用手抓住背部的皮肤将其提起，放在实验台上进行采血、注射等。

在实验工作中常用兔耳作采血、静脉注射等用，所以家兔的两耳应尽量保持不受损伤。家兔的固定方法有盒式固定和台式固定。盒式固定适用于采血和耳部血管注射，台式固定适用于测量血压、呼吸和进行手术操作等。因家兔耳大，故人们常误认为抓其耳可以提起，或有人用手夹住其腰背部将其提起，这些均为不正确的操作。

（四）豚鼠

豚鼠胆小易惊，抓取时必须稳、准、迅速。先用手掌扣住鼠背，抓住其肩胛上方，将手张开，用手指环握颈部，另一只手托住其臀部，即可将其轻轻提起、固定。

（五）狗

用狗做实验时，为了避免它咬到操作者，通常先绑住狗嘴。对于实验用狗，如比格狗或驯服狗，操作者可从侧面接近，轻轻抚摸颈部的皮毛，然后迅速用带布将狗嘴绑住；对于驯服的狗，先用长柄捕狗夹夹住狗颈部，将狗按在地上，然后把嘴绑起来。如果实验需要麻醉，可以在取出狗夹之前对动物进行麻醉。狗麻醉后，松开布带，以免影响呼吸。

二、实验动物的给药途径和方法

（一）经口给药法

1. 灌胃法　此法给药剂量准确，是借灌胃器将药物直接灌到动物胃内的一种常用给药法。

（1）鼠类　鼠类的灌胃器由特殊的灌胃针构成。左手固定鼠，右手持灌胃器，将灌胃针从鼠的右 U 角中，插入口中，沿咽后壁慢慢插入食道，使其前端到达膈肌位置，灌胃针插入时应无阻力，如有阻力或动物挣扎则应退针或将针拔出，以免损伤、穿破食道或误入气管。

（2）兔、犬等　灌胃通常使用开口器和灌胃管进行。首先固定动物，然后将开口器固定在上下门牙之间，然后将灌胃管（通常由导尿管代替）从开口器小孔插入动物的口腔，并沿咽部后壁进入食道。插入后，检查灌胃管是否正确插入食道，可以将灌胃管的外口放入盛有水的烧杯中，如果没有气泡产生，则说明灌胃管正确插入胃内，没有错误插入气管。此时，将注射器连接到胃管并注射药物。

2. 口服法　口服给药包括将药物与食物混合或将其溶解在饮用水中以供动物自由摄取。这种方法的优点是简单方便，但缺点是不能保证剂量的精确，而且不同动物服用的药物量差别很大。给大型动物服用药片、药丸和胶囊时，可以用镊子或手指将药物注入舌根，迅速闭上其嘴巴，使其稍稍抬起头，让它们自然吞咽。

（二）注射给药法

1. 皮下注射　皮下注射一般选取皮下组织疏松的部位，大鼠、小鼠和豚鼠可在颈后肩胛间、腹部两侧做皮下注射；家兔可在背部或耳根部做皮下注射；猫、犬则在大腿外侧做皮下注射。皮下注射用左手拇指和食指轻轻提起动物皮肤，右手持注射器，使针头水平刺入皮下。推送药液时注射部位隆起。拔针时，以手指捏住针刺部位，可防止药液外漏。

2. 肌内注射　肌内注射一般选肌肉发达，无大血管通过的部位。大鼠、小鼠、豚鼠可注射大腿外侧肌肉；家兔可注射腰椎旁的肌肉、臀部或股部肌肉；犬等大型动物选臀部注射。注射时针头宜斜刺迅速入肌肉，回抽针栓如无回血，即可注射。

3. 腹腔注射　给大鼠和小鼠进行腹腔注射时，用左手固定动物，使腹部朝上。为了避免损伤动物内脏，尽量保持动物头部处于低位，将内脏移到腹腔内腹部的上部。用右手持注射器从下腹两侧向头方向刺入皮下，然后将注射器以 45° 角斜穿过腹肌进入腹腔，此时，有一种落空的感觉，回抽无回血或尿液，即可注射药液。对犬、兔等动物进行腹腔注射时，助手可将动物固定，使其腹部向上，实验者即可进行操作。注射部位：家兔腹白线两侧 1cm 处腹腔注射，犬脐后腹白线两侧 1 ～ 2cm 处注射。

4. 静脉注射

（1）大鼠和小鼠　常采用尾静脉注射。注射时，先将动物固定在暴露尾部的固定器内，尾部用 45 ～ 50℃的温水浸润几分钟或用 75% 酒精棉球反复擦拭使血管扩张，并使表皮角质软化。以左手拇指和食指捏住鼠尾两侧，用中指从下面托起鼠，右手持注射器，使针头尽量采取与尾部平行的角度进针，从尾末端处刺入，注入药液，如无阻力，表示针头已进入静脉，注射后把尾部向注射侧弯曲，或拔针后随即以干棉球按住注射部位以止血。

（2）豚鼠　可采用前肢皮下头静脉、后肢小隐静脉注射或耳缘静脉注射。

（3）家兔　一般采用耳缘静脉注射。注射前，用固定盒固定家兔，去除注射部位的毛发，用酒精棉擦耳缘静脉，用手指弹动或揉兔子耳朵，使静脉充血，然后使用左手食指和中指按压耳朵根部，用拇指和小指捏住耳朵边缘，无名指垫在耳朵下方，右手拿着注射器刺入静脉末端血管并注入药液。注射后用纱布或脱脂棉压迫止血。

三、实验动物取血法

（一）小鼠、大鼠

1. 腹主动脉取血　将大鼠麻醉后仰卧于平板，四肢稍加固定，打开腹腔。将腹腔脏器翻转到一侧，拨开脊柱前的脂肪，即可见到腹主动脉和下腔静脉，其中下腔静脉为暗红色，腹主动脉颜色浅。剥离开腹主动脉旁边的筋膜组织，用 2 个血管夹分开夹住一段长约 1.5cm 的腹主动脉，在远心端用小镊子轻轻提起动脉壁，然后用采血管做腹主动脉穿刺见回血后，另一端插入真空管之中，打开近心端血管夹，血液即可涌出。

2. 下腔静脉取血　大鼠麻醉后仰卧固定，打开腹腔，将脏器翻转一侧，即可见到暗红色较粗的下腔静脉。注射器沿着腹中线平行方向进针，注意，针头尖端的斜面要向下，在抽血的时候，针头可以整体向上提，这样可以防止血管壁挡住针头尖部的入口。针头刺入不要太长，以针头进入静脉 1 ～ 1.5cm 为宜。抽血的速度要适中，抽得过快，静脉容易瘪掉。

3. 眼眶后静脉丛取血　当需要适量的血液并且应避免动物死亡时，可以使用这种方法。取内径为 1.0 ～ 1.5mm，长为 1 ～ 1.5cm 毛细管，提前做抗凝处理，干燥后使用。取血时，左手夹住小鼠耳朵之间的颈后皮肤固定头部，轻轻按压颈部两侧，造成头部静脉回血困难，使眶静脉丛充血，右手持毛细管，将其插入眼睑与眼球之间后再轻轻向眼底部方向移动，旋转毛细管以切开静脉丛，保持毛细管水平位，血液就会流出并被接收在预先准备好的容器中。抽血后应立即拔除取血管，放松左手即可止血。小鼠、大鼠、豚鼠和兔子都可以用这种方法取血。小鼠刺入深度为 2 ～ 3mm，可收集 0.2 ～ 0.3mL 血液；大鼠为 4 ～ 5mm，可收集 0.4 ～ 0.6mL 血液。在实验中，可以根据需要在数分钟内从同一部位反复抽血。

4. 尾尖取血　此法适用于采取少量血样。取血前宜先通过适当方法使鼠尾血管充血，然后剪去尾尖，血即自尾尖流出。

5. 心脏取血　将动物仰卧固定在固定板上，用左手食指在左侧第 3～4 肋间触摸心搏处，右手拿着注射器，在心尖搏动最明显处刺入心室，由于心跳的力量，血液会自动进入注射器。也可以从上腹部刺入，穿过隔膜，进入心室抽血。这种方法要求操作者动作快而轻，针位准确，吸力必须缓慢平稳。否则，更大的真空会导致心脏塌陷，或者因为暴力作用造成动物取血后死亡。如果第一次进针不准确，则应将针抽出并重新穿刺。

6. 颈静脉取血　通常眼眶后静脉丛和颈静脉采血均可在不处死大鼠的情况下，短时间内采集到需要的血量。但是在眼眶后静脉丛取血会出现一些潜在的不良反应，如毛细血管破裂引起神经损伤、伴玻璃体液丢失的眼球穿通伤等，为在实验过程中快速有效完成采血操作并且遵循"3R"原则，可以采用颈静脉取血的方法。

采用大鼠固定板，特殊位置固定，分别绑绳固定大鼠前肢和后肢，使大鼠呈现腹部朝上的一个"十"字形，让大鼠颈部依靠在固定板上，颈部与前肢呈大于 90° 角。轻微扭动颈部，使锁骨出现一个三角窝，注射器沿着腹中线平行方向进针，进针同时回抽注射器出现血液则可抽取相应的血量，最后拔出针头按压止血。

颈静脉采血能减小创伤面和血液的浪费，降低对动物的伤害，有效节约动物资源，可用于毒代动力学、药代动力学的研究中。

（二）豚鼠

心脏取血：需要两个人合作进行。助手用双手向上固定豚鼠的腹部。操作者左手在胸骨左侧第 4～6 肋间触诊心脏搏动处，选择心跳最明显的部位刺入穿刺针。如果针头进入心脏，血液会随着心跳进入注射器内。应迅速抽取血液以防止其在管中凝结。如果针已进入心脏但尚未出血，慢慢抽回一点针头，看是否有血流。如果失败，则必须将其拔出并重复该操作。切勿将针头在胸腔内左右摆动，以免损坏心肺并导致动物死亡。此方法取血量大，熟练者可反复取血。

（三）家兔

1. 耳缘静脉取血法　先将家兔固定，以小血管夹夹住兔耳根部，沿耳缘静脉局部涂抹二甲苯，使血管扩张，涂后即用酒精拭净。再以粗针头插入耳缘静脉，拔出针头血即流出。此法简单、取血量较大，可取到 2～3mL，且可反复取血。

2. 颈动脉取血　首先将颈动脉显露，将其游离出 2～3cm，并在其下方穿入两条线。远端结扎使血管充盈，近端用小动脉夹夹住。用眼科剪刀向近端做一个小的"V"形切口，插入准备好的硬塑料动脉插管，用线扎紧，将远心端和近心端结扎线扎紧。以防止动脉插管脱出。手术后可以抽血，抽血时，打开动脉夹释放所需的血量，然后夹住动脉夹，这样可以根据需要的量反复取血，方便又准确。但缺点是动物只能使用一次。

（四）狗

1. 前肢皮下头静脉取血　固定动物后麻醉之。剪除取血部位的被毛后，助手压迫血管上端或用橡皮带结扎其上端。以左手二指固定静脉后即可用注射器针头刺入取血。

2. 后肢小隐静脉取血　取血方法同前肢皮下头静脉。

四、实验动物的麻醉

对实验动物进行麻醉，可以达到消除因实验处理给动物造成的痛苦和不适的目的，确保实验动物的安全和动物实验的顺利进行。

（一）全身麻醉

1. 吸入麻醉法

（1）乙醚麻醉　使用圆形玻璃板和密闭的玻璃箱作为挥发性麻醉剂的容器，通常使用乙醚作为麻醉剂。麻醉时，用几个棉球，将乙醚倒入其中，迅速转移到钟罩或箱内，使其挥发，4～6分钟后将动物放入麻醉。

（2）异氟烷麻醉　需要使用呼吸麻醉机。打开麻醉机蒸发器的加注密封帽，缓慢倒入麻醉剂后，锁紧加注密封帽；连接空气泵电源，并打开空气泵开关，旋转调节氧气流量计前端的气源阀门，使输出的气体达到所需要的流量，所需气体流量的大小主要由动物的种类、体重以及动物的状态决定；打开蒸发器，诱导浓度调节好后（一般诱导浓度调节为3%～4%），待麻醉剂充满诱导盒，约1分钟后，将动物放入诱导盒，随即关闭诱导盒，等待动物完全麻醉（此过程需2～3分钟）；转换三通阀开关，确保从麻醉机蒸发器出来后的气流与麻醉面罩相通，待维持浓度调节好后（对大鼠的一般维持浓度为2%～2.5%；对小鼠的一般维持浓度为1%～1.5%），从诱导盒取出动物，将其头或鼻放置于麻醉面罩里固定，并且检查动物是否处于完全麻醉状态。

2. 腹腔和静脉给药麻醉法　非挥发性和中药麻醉剂均可用于腹腔和静脉注射麻醉，操作简便，是实验室最常采用的方法之一。腹腔给药麻醉多用于大小鼠和豚鼠，较大的动物如兔、狗等则多用静脉给药进行麻醉。

（二）局部麻醉

1. 眼球麻醉　兔在眼球手术时，可于结膜囊滴入0.02%盐酸可卡因溶液，数秒钟即可出现麻醉。

2. 黏膜麻醉　狗的局部麻醉用0.5%～1%盐酸普鲁卡因注射。眼鼻、咽喉表面麻醉可用2%盐酸可卡因。

（三）麻醉注意事项

1. 静脉注射应缓慢　静脉注射应缓慢，同时观察肌张力、角膜反射和皮肤挤压反应。当这些活动明显减弱或消失时，应立即停止注射。配制的药液浓度要适中，不能太高，避免麻醉太快；也不能太低以减少注射溶液的体积。

2. 麻醉时需注意保温　在麻醉过程中，动物的体温调节功能往往受到抑制，体温下降，会影响实验的准确性。这时，往往需要采取保温措施。

五、实验动物的处死

实验动物的处死方法很多，应根据动物实验目的、实验动物品种（品系）以及需要采集标本的部位等因素，选择不同的处死方法。在满足实验标本采集的前提下，尽量采用安乐死的方法，减少动物临终前伤害。实验动物尸体应使用塑料袋等容器密封，放入专用的冷藏库保存，最后集中送焚烧炉焚烧，不可未经处理私自扔掉。

（韩冰冰）

第八章　循证医学概论

第一节　循证医学的概念

　　长期以来，传统医学疗效评价及决策存在很多问题。医生往往根据经验、直觉、推理或分散的、非系统的研究或替代指标来对待患者，并将未经证实的假设视为可能误导患者诊断和治疗的确定性结论。例如，曾观察到心肌梗死后频繁发生室性早搏的患者猝死的风险较高，同时证实这些室性早搏可以通过特殊药物抑制，所以认为心肌梗死后心律失常的患者应予以抗心律失常药物治疗。然而，后来的随机研究发现，这些药物往往会增加而不是降低这些患者的死亡风险，因此不再提倡使用这些药物。这个例子以及许多误诊和误治的案例提醒我们，我们需要证据来预防、诊断、治疗或评估疾病的预后。循证医学就是这样一门学科，它假设每一个医学决策都应该基于客观的临床科学证据。

　　1992 年加拿大临床流行病学家 David Sackett 教授及其同事，在长期临床流行病学实践的基础上，首先提出循证医学的概念。David Sackett 教授在 2000 年将循证医学的概念进一步完善为："慎重、准确和明智地应用当前所能获得的最佳研究证据，同时结合临床医生的个人专业技能和多年临床经验，考虑患者的价值和愿望，将三者完美地结合，制定出患者的治疗措施。"也就是说，在临床实践中，要将临床医师的专业技能、临床经验与当前系统研究所获得的结果结合起来，从患者的利益出发，以患者为对象，查找证据，严格评价，综合分析，将最佳的证据应用于临床实践。

　　循证医学治疗学以循证医学理论为指导，利用国际公认的大样本、前瞻性、多中心、随机、双盲、对照临床试验结果，系统的 RCT 综述和汇总分析，确定某种治疗最有效、安全、可靠的方法，成为目前制定各种疾病治疗指南，如"1999 世界卫生组织 / 国际高血压联盟高血压防治指南""中国高血压防治指南""慢性收缩性心力衰竭治疗建议"等的主要依据。循证医学以明确的证据指导临床实践，不仅提高了医疗质量，而且对临床医学的发展产生了深远的影响。

第二节　循证医学的基本特征

　　现代循证医学要求临床医生不仅要努力寻找和获得最好的研究成果，还要结合自己的专业知识，包括有关疾病发生和演变的病理生理学理论、个人临床工作经验和他人的意见。既要遵循医疗实践的规律和需要，又要尊重患者的个人意愿和实际可能性，然后按照"患者至上"的原则做出诊疗决策。循证医学的核心思想是在医疗决策中将临床证据、个人经验与患者的实际状况和意愿三者相结合，其特征有三点。

一、循证医学三大要素

最佳临床证据、合格的临床经验和患者的具体情况三要素密切相关，最佳临床证据的搜索和收集旨在获得更灵敏、更可靠的诊断方法和更有效、更安全的治疗方法。努力为患者提供可能的最佳疗法。合格的临床经验旨在识别和使用最佳证据，并能够快速对患者的病情进行准确和适当的分析和评估。考虑患者的具体情况，要根据患者对疾病的关注程度和对治疗方法的期望程度，站在患者的角度，真诚地尊重患者自己的选择。只有这三个要素密切相关，临床医生和患者才能在医疗上达成共识，相互理解和信任，最终达到最佳的治疗效果。

二、循证医学的证据

循证医学的证据与传统医学不同。传统医学主要是根据个人临床经验，听从资深医师的意见，参考教科书和医学刊物的资料，为患者制定治疗方案。传统医学治疗患者最重要的基础是个人或他人的实践经验。的确，传统医学非常重视临床实践的重要性，强调善于在实践中寻找证据、分析证据，并根据这些证据解决实际的临床问题。然而，传统医学所强调的证据与基于循证医学的证据并不相符。

以往的传统医学中医生询问详细的病史，系统地进行体格检查，并进行各种实验室检查以寻找有用的证据；医生让患者试用治疗药物，观察病情变化和药物的各种反应，以评估治疗是否有效和可行。根据这些证据，临床医生可以判断他们的治疗是否合适。如果效果不理想，会不断修改自己的治疗方案。在实践中，临床医生逐渐从中获得临床经验，掌握临床治疗各种疾病的方法和技巧。这种做法还是应该鼓励的，但是这种做法有局限性，不能满足当前临床活动的需求，因为它往往只反映少数人的意见。一些新药或新疗法无法使用，因为临床医生不了解它们；一些无效或有害的治疗方法仍在使用，因为它们已成为长期使用的习惯，或可以从动物研究结果中推断出来理论上有效。然而，一种治疗方法的真正有效性需要通过随机对照临床试验来验证，仅仅依靠个人或少数人的临床经验和证据是不够的。

循证医学要求确凿的临床证据，所要求的临床证据有 3 个主要来源：①大样本的随机对照临床试验；②系统性评价；③荟萃分析，或称为汇总分析。来自大样本随机对照临床试验或对这些随机对照临床试验所作的系统评价和荟萃分析，可被视为评估临床治疗效果的金标准和临床决策的可靠依据。另外，循证医学提供的多种证据对临床应用的价值不尽相同，因此有必要对这些证据进行分级评估：①证据来自大型随机对照试验或系统评价和荟萃分析。来自作为系统评价和荟萃分析主题的临床试验的数据至少应等同于设计良好的大型随机对照临床试验。②证据来自至少一项高质量的"全或无"队列研究。在这项研究中，采用常规治疗方法的全部患者死亡或治疗失败，而采用新的治疗方法的另外一些患者存活或治疗有效，例如应用抗生素治疗结核病、脑膜炎，或应用除颤复律方法治疗心室颤动。③证据来自至少一项中等大小样本量的随机对照试验或者来自一些小样本研究的荟萃分析（病例数应达到中等）。④证据来自至少一项随机对照试验。

三、循证医学的目标

循证医学旨在评估治疗方法以达到令人满意的目的。医学经验指导下的临床研究通常以不满意终点为主要观察终点。例如，为了评价降压药的有效性，以患者服药前后血压的变化为标准来评价降压药的疗效。降脂药物在用药前后的效果、变化等。这也包括监测治疗引起的副作用和患者的耐受性。以抗心律失常药物的评价为例：如果患者用药后原有室性期收缩明显减少，且短期室性心动过速完全消失，则可认为该药有效；副作用小，漏服量低，肝肾功能和其他实验室检查没有异常，则可以认为该药是安全的。它没有考虑长期使用这种药物是否可以提高患者的生存率。

循证医学以心脑血管等主要器官损害并发症的发生率或死亡率等预后指标作为主要观察终点，以评估药物对远期预后的影响。这些指标包括死亡率、重大事件发生率（呼吸衰竭、急性心肌梗死、中风、猝死）、生活质量以及成本效益比等健康经济指标。

四、循证医学的优点和不足

循证医学最直接的好处是医学教育与临床实践的结合。当学习者有疑问时，有效的文献研究可以帮助他们找到答案；另一个优点是它易于学习，不同背景和水平的人都可以掌握。熟练的临床医生掌握循证医学后，可以将被动的、指定的医学期刊转变为主动寻找证据、解决临床问题的搜索工具。循证医学并没有改变医务人员的工作关系，而是让医务人员进行广泛的交流，从而积极寻求最佳的治疗方案，使治疗团队的工作更有效率。

循证医学模式仍在快速发展，仍有许多不足和局限性需要改进：①每项临床试验都有明确、严格的纳入和排除标准。测试结果只适用于某一类别的特定人群，因此一个实验的结果不能无限制地用于同一患者类别。②所选择的研究人群也存在不同的临床情况。例如，在具有不同原因、不同严重程度、联合用药等的不同亚组中，他们在同一干预中的获益或伤害不同。③临床试验中患者随访时间相对较短，难以评估长期有效性。④大规模临床试验成本高、耗时长，对各种实际临床问题缺乏证据。临床医生不可能等到所有临床试验都完成后再决定患者的治疗方案。⑤循证不排除经验。在医疗实践中，患者的诊治仍需要医务人员有针对性地评估治疗方式对患者的风险收益比，以确定治疗方案。

第三节　循证医学的实践

循证医学实践要求把临床专业知识、技能与系统研究得来的最有效的外部临床证据有机地结合起来。

一、循证医学的基本步骤

（一）提出问题

根据临床处理患者时遇到的情况提出明确的临床问题。

（二）检索文献

检索含有相关临床资料的文献。为了更有效地获取所需信息并用于临床实践，对证据的检索可分多个步骤进行，首先应检索对临床工作最有指导价值的资源。下面列出的是对循证医学临床实践有帮助的资源。

1. Cochrane Library 主要出版方式为光盘，注册用户可使用网络版，其中 Cochrane 系统评价摘要可免费从网上获得。

2. 二级研究杂志包括

（1）Best Evidence 是一个收录 ACP Journal Club 和 Evidence–Based Medicine 这两种杂志的光盘。光盘中的这两种杂志对 150 种医学杂志进行了检索，并对其中临床研究论文方法学的可靠性及与临床的相关性进行了鉴别。

（2）Effective Health Care Bulletins 是登载高质量系统评价和临床研究的印刷型和电子版刊物，由英国国家卫生服务部制作，英国皇家医学会出版。

（3）Bandolier 登载使用循证医学方法制作的、为临床医生等提供诊治信息等的印刷型和电子版刊物，收集的信息包括以临床研究为基础制作的系统评价以及从二级杂志中选择的信息。

（4）Evidence–base Healthcare 是一种为卫生保健提供证据的印刷型和电子版刊物。

3. 综合性生物医学文献数据库 包括 Medline、Embase 数据库及中文生物医学数据库。

4. 原始研究杂志 包括 BMJ、JAMA、TheLancet 等。

5. 临床实践指南 如 ACCAHA 制定的心血管诊治方面的指南。

（三）评价证据

这一步至关重要，因为它可以让临床医生决定这篇文献可否为临床提供可信的指导。在对治疗性文献进行评价时应注意：

1. 结果是否正确 患者分组是否随机化？结论是否说明并归纳了所有被观察患者的数据？随访是否完全？是否对所有患者进行了组内分析？对于治疗措施，是否对患者、医护人员、研究人员采用了三盲法？各组之间在试验开始阶段是否相同？除干预措施外，各组是否被同等对待？

2. 结果是什么 治疗效果有多显著？治疗效果的准确度怎样？

3. 结果是否对患者有利

4. 所有重要的临床结局是否均被考虑到

（四）使用证据

有了被确认为正确并相关的证据以后，临床医生可以将它们直接应用在患者的临床医护上。

二、Cochrane 系统评价

循证医学要求临床医生在临床工作中有意识地利用科学研究来做出临床医疗决策，从多项随机对照试验中得出的系统评价被认为是最好的研究。系统评价是指根据特定疾病类型和治疗方法综合收集全球所有相关原始研究报告，经过筛选和严格评估，对符合条件的高质量研究数据进行处理和分析（可以进行荟萃分析），以确定疾病的诊断和治疗。可以系统地评价任何类型的科学证据，研究内容包括病因、诊断、治疗、预防、预后和经济学。荟萃分析又称 Meta 分析，是指应用统计学方法对几个独立的、可合并的临床结果进行综合、定量的分析。

（一）Cochrane 系统评价的起源与特点

Cochrane 系统评价于 1979 年由英国著名流行病学家 Archie Cochrane 首次提出。它的基本过程包括以下几步：首先，基于一个特定的临床问题（如疾病的治疗和诊断），系统、全面地收集世界上所有已发表或未发表的信息，然后，根据临床研究结果，应用严格的文献评价原则和方法，筛选符合质量标准的文献，最后，对文献进行定性或定量综合，剔除虚假信息，得出一个全面可靠的结论——也就是说，确定这种疗法是有效还是无效，或者是否需要进一步研究。

Cochrane 系统评价代表循证医学中最高质量的证据。它是由 Cochrane 工作人员在 Cochrane 协作统一工作手册的指导下编写的系统评价。结果将发布在 Cochrane 图书馆 CD-ROM 和互联网上。Cochrane 协作网络是一个国际非营利、非政府学术团体，致力于提高医疗干预的有效性并帮助人们制定循证医学决策。

Cochrane 系统评价的特点是具备扎实的质量控制和方法论。方法论研究由权威统计专家、流行病学专家和临床专家牵头主持，各专业评价组的编辑根据专业实际情况制定具体方法，更新统一工作手册，以确保评估质量。数据采集全面：有完整的原始研究数据库和中央数据库提供原材料，对原始研究数据进行严格评估，减少发表偏倚。不断更新：及时发表和重新发表新证据和新研究。接受批评和及时修改：发表后有评分和反馈机制，作者必须及时回复评论和意见。

（二）Cochrane 系统评价的操作

1. 立题　系统评价内容丰富，但主要用于解决临床医疗实践中疾病诊断、预防和治疗等重要且有争议的临床问题。在提出问题之前，一定要彻底查阅相关研究资料，了解相关内容的研究状况以及当前问题是否能够得到解决。制定计划并提交至 Cochrane 协作组进行注册以避免重复。

2. 检索文献　一旦确定了研究目的和计划，就要对已发表和未发表的相关文献进行研究。文献检索要系统全面，不完整的文献检索会影响系统评价结果的真实性，误导医学决策者。为此，必须遵守以下几点。

（1）文献检索方法应多样化。除了常用的计算机辅助研究方法外，还应对重要的相关期刊和相关参考文献进行人工检索。此外也可以与同事、制药公司、该领域的专家和Cochrane合作得到有关已发布和未发布的相关信息。

（2）计算机检索应在多个数据库上进行，以弥补单一数据库的不足，使检索结果更加全面。常用的Medline可在互联网上免费获取，目前被认为是国际上使用最广泛的数据库。荷兰医学文摘（Embase）由荷兰的Elsevier公司编写，其内容与Medline有部分重复。Cochrane图书馆临床对照试验数据库（CCTR）由国际Cochrane合作组织成员从相关医学期刊、会议记录和其他来源汇编而成，其中一些不在Medline和Embase中。此外，互联网上还有多个研究数据库和医学期刊网站。

（3）计算机检索的检索策略应该系统、详细，应用多个主题词与自由词，并适当应用连词（如和、或、不）及截词符号（如*、/）等，以提高检索的敏感性。

3. 筛选文献　通过上述文献检索可能会获得额外的文献，其中很多不符合系统评价的纳入标准。为此，根据计划中规定的纳入和排除标准，应按标题、摘要、全文查看文献，必要时应联系作者以获取更多信息。纳入和排除标准应包括四个重要方面：设计方案、受试者、干预措施和关键结果。

4. 文献质量评估　质量评价是指对单个实验的设计、执行和分析中的系统误差和随机误差被防止或减少的程度的评估。文献评价的内容如下。

（1）内在真实性　是指研究结果接近真实值的程度，即各种偏倚因素，包括选择偏倚、测量偏倚、实施偏倚、失访偏倚等对研究结果的影响。

（2）外部真实性　即结果的应用价值，本质上与研究课题的选择标准、干预措施和重要结果有关。

（3）影响结果解释的因素　如药物剂量、剂型、疗程等，其中内部真实性评价最为重要。评估文献质量的方法有很多种，包括各种检查表和量表，但Cochrane协作网目前不对评估者推荐检查表或量表。文献质量评估最好由两名评价者单独完成，如有分歧应协商解决。

5. 收集资料　符合纳入标准的每项临床试验的原始数据，包括研究设计方案、研究对象特征、干预措施和关键发现等，采用统一表格收集，将收集到的数据纳入Rev Man软件，数据的提取需要由两名评价者单独进行核查。

6. 分析资料　对收集的资料，可以采用定性与定量方法进行分析。RevMan软件是国际Cochrane协作网制作和保存Cochrane系统评价的专用软件，可由网上免费获得（www.cochrane.org）。

（1）定性分析　定性分析是指将收集的纳入研究资料（如研究的设计方案、研究对象的特征、干预措施及研究结果等）列成表格，以便评价者和使用者对单个结果间的异同进行比较和分析。

（2）定量分析　指应用统计学方法对单个研究资料进行定量综合，Cochrane 系统评价统一采用 RevMan 进行。Meta 分析的基本步骤与原理如下。

①同质性检验　将提取的资料进行同质性检验（计量及计数资料分开进行），以判断多个研究结果的总体效应是否一致。

②计算单个效应尺度　对于计数资料如发热率，可以采用比值比（OR）、相对危险度（RR）及危险度差值（RD）等表示；对于计量资料如住院时间，可以采用均数差表示，并计算其 95% 可信区间（CI）。

③计算合并效应尺度　将多项研究成果组合成某个特定的效应尺度。在同质数据的情况下，使用固定效应模型；在资料不同质的情况下，必须分析结果不同质的原因，并采用分层和后续合并或随机效应模型等方式进一步计算合并效应尺度。

④合并效应尺度的检验　对于合并效应尺度，还需要计算其 95%CI，检验联合效应，看联合效应是否具有统计学意义。另外，为了判断合成结果的稳定性和强度，还需要进行敏感性分析，即通过改变可能影响结果的一些重要因素如纳入和排除标准、设计方案（如随机分组的好坏）、合并结果的方法（如随机效应模型与固定效应模型）等，观察各单位结果间的同质性及合并结果的变化。

7. 解释结果，提出应用和研究指南　即根据获得的定性和定量分析结果，解释结果的真实程度、治疗效果，提出是否在临床上推广应用，如果现有数据不足以得出肯定的结论，应提出进一步研究。

8. 更新原有评价　系统评价完成后，还需要根据新发表的相关文献和反馈意见，不断修订更新、完善。

第四节　循证医学对中医药研究的影响

循证医学为中医药研究引入了新技术和新方法，获得了一些临床证据，建立了对中医药疗效研究所用科学方法的信任，但同时暴露了中医药研究中的一些问题。主要体现在对中医疗效的研究中，由于设计和质量问题，获得的临床证据不足以充分证实中医的疗效，在支持中医健康管理和临床诊疗决策方面力度不够。在临床定义、设计原则、质量管理、报告标准、评价标准等方面，中医药循证有效性研究大多仍遵循西医标准，是在西医思想和模式指导下制定的。切实可行的中医治疗方案数量有限，循证评估的可能性不足以充分反映中医辨证论治的诊疗实践。

随着大数据、互联网、人工智能等新技术和新方法的介入，世界各国的卫生决策逐渐上升到国家计划的层面而全球循证证据的海量收集和健康决策模型，开始有效转变证据的概念。信息和健康决策模型的不断涌现和升级，将影响各种医学研究方法和理念。

面对全球循证医学发展的新变化和中医药国际化发展的新机遇，中医药必须遵循自身的客观规律，实现传承与创新发展，直面发展中的矛盾，并面对当今世界文化和医学的多元化，整合中医药领域最新的循证研究资源，以中医药的疗效为出发点，抓住新时代中医药发展机遇，促进中医药临床疗效研究方法和标准的进步，切实保障中医药能传承发展，服务大众，走向全球。

【参考文献】

［1］王永炎，黄璐琦.立足高远，建设中国中医药循证医学中心［J］.中国循证医学杂志，2019，19（10）：1131-1137.

［2］魏强，吴建臣.循证医学的最好证据——系统评价［J］.中华泌尿外科杂志，2003，24（11）：69-70.

［3］曾智，余敏，杨鸣.循证医学——临床医学发展的新趋势［J］.临床荟萃，2003，18（04）：240-241.

（韩冰冰、赵海军）

第九章　中药新药研究的策略

第一节　药品注册的概念

根据 2020 年 7 月 1 日起实施的《药品注册管理办法》（国家市场监督管理总局令第 27 号）第三条规定，药品注册是指药品注册申请人（以下简称申请人）依照法定程序和相关要求提出药物临床试验、药品上市许可、再注册等申请以及补充申请，药品监督管理部门基于法律法规和现有科学认知进行药品的安全性、有效性和质量可控性等审查，决定是否同意其申请的活动。申请人取得药品注册证书后，为药品上市许可持有人。

药品注册按照中药、化学药和生物制品等进行分类注册管理。中药注册按照中药创新药、中药改良型新药、古代经典名方中药复方制剂、同名同方药等进行分类。化学药注册按照化学药创新药、化学药改良型新药、仿制药等进行分类。生物制品注册按照生物制品创新药、生物制品改良型新药、已上市生物制品（含生物类似药）等进行分类。中药、化学药和生物制品等药品的细化分类和相应的申报资料要求，由国家药品监督管理局根据注册药品的产品特性、创新程度和评审管理需要组织制定，并向社会公布。

药品注册申请包括新药申请、仿制药申请、进口药品申请及其补充申请和再注册申请。境内申请人申请药品注册按照新药申请、仿制药申请的程序和要求办理，境外申请人申请进口药品注册按照进口药品申请的程序和要求办理。新药申请，是指未曾在中国境内上市销售的药品的注册申请。对已上市药品改变剂型、改变给药途径、增加新适应证的药品注册按照新药申请的程序申报。仿制药申请，是指生产国家食品药品监督管理总局已批准上市的已有国家标准的药品的注册申请；但是生物制品按照新药申请的程序申报。进口药品申请，是指境外生产的药品在中国境内上市销售的注册申请。补充申请，是指新药申请、仿制药申请或者进口药品申请经批准后，改变、增加或者取消原批准事项或者内容的注册申请。再注册申请，是指药品批准证明文件有效期满后申请人拟继续生产或者进口该药品的注册申请。

第二节　新药研究的基本程序

一、立项阶段

在确定开发特定产品之前，需要进行一系列的市场调查，通过特定的人力资源研究和销售部门的反馈，确定研发产品或治疗特定疾病的药物上市后的市场潜力。具体来说，需要多方面的查询和论证：查看国家食品药品监督管理总局网站，查看数据库，查看行政批准状态，查看进口药品是否有行政保护等信息，并搜索信息，了解政府对药品审批的要求。可以在国家食品药品监督管理总局网站查看品种申报情况，可以查看品种申报编号、批准件数对评审中心下发的电子出版物的最新评论以及某些评论者对特定领域的需求和意见。访问国家知识产权局网站检索国内药品专利。《国家基本健康保险和工伤保险药品目录》，该目录是基本健康保险和工伤保险基金支付药品费用的标准。查询《药物临床信息参考》可查询药品名称、成分、临床用途、药理作用、预防措施、副作用、药物相互作用、剂量说明、用法用量、剂型及规格等信息，可供参考。查询 CNKI 数据库，获取相关文献。通过项目启动阶段的调查、研究和论证，可以了解计划品种的总体情况，并根据获得的信息进行综合判断。

二、研究开发阶段

在确定要开发的产品后，进行更有针对性的研发。在此阶段，可以根据公司的技术水平、人员、设备等，确定是自己研发还是与科研机构合作。该阶段可称为实验室阶段，其特点是实验规模小，大部分研究内容在实验室完成。为保证测试流程的有序进行，应制定细致的测试计划，分阶段、分模块进行。除了科学严谨的科研态度外，研究过程还应参照国家食品药品监督管理总局药品评审中心的实验指南，按照实验指南计划相应工作，同时记录实验过程。研究阶段要综合考虑公司相应剂型车间的硬件技术指标和待审产品的生产工艺，充分利用车间设备，评估规模化生产的可行性，进行 GMP 车间的试生产，考察原材料和生产工艺能够满足成本控制的要求，如果计划药物的制造成本高于市场上同类药物的制造成本，就会失去开发价值。最后完成质量标准和生产工艺的研究，并在相应的 GMP 车间进行规模化生产。成品应符合内部制定的质量标准。

三、临床研究申请阶段

完成初步研究后，应按照注册管理方法的要求组织数据。数据的整理应与研究开发同时进行，研究过程中确定的法规、技术、质量标准和研究过程应报食品药品监督管理总局批准。应先向省药监局申请药品审批，申请临床试验，确认新产品的临床有效性。经省级药监局初步审查，对开发场地进行现场评估，抽取 3 批样品送省级药检所检验。初审合格的申请文件和省药检所的检验报告，须报送国家食品药品监督管理总局药品评审中心进行专业审查。经审查后，发给同意进行临床试验的《临床试验批件》；对不同意进行临床试验的，发给《审批意见通知件》，说明拒绝理由。

四、临床研究和申报生产阶段

经国家审批并收到《临床试验批件》后，方可开展临床研究。生产企业在进行临床研究前，必须在相应剂型的 GMP 车间生产一批用于临床研究的样品，生产量应满足规模化生产的要求。研发阶段生产的标本，在有效期内者，可用于临床研究。开展临床研究的医院必须在国家食品药品监督管理总局批准的国家药物临床研究基地进行。国家药物临床研究基地开展临床试验时，试验过程应当符合国家食品药品监督管理总局《临床试验管理规范》的要求。数据收集应在临床研究中进行，数据收集后应完成数据统计，并总结临床研究的结果。检验结果报国家食品药品监督管理总局批准并申请生产。

五、审批阶段

提交的材料经国家食品药品监督管理总局和药品评审中心审核，符合要求的，发给"新药证书"和"生产批件"，不符合要求的下发"审批意见通知件"。

六、生产阶段

初次生产的，应当向省级药监局或者国家食品药品监督管理总局申请现场检验，并按照申报的工艺、处方和质量标准进行生产和检验。上级部门选取一批成品送国家药品检验所检验。通过生产现场核查、样品经省级药检所检验合格的允许进行生产。

第三节 中药新药注册申报资料

一、中药新药注册分类

中药是指在我国中医药理论指导下使用的药用物质及其制剂。

（一）中药创新药

中药创新药指处方未在国家药品标准、药品注册标准及国家中医药主管部门发布的《古代经典名方目录》中收载，具有临床价值，且未在境外上市的中药新处方制剂。一般包含以下情形。

1.中药复方制剂，系指由多味饮片、提取物等在中医药理论指导下组方而成的制剂。

2.从单一植物、动物、矿物等物质中提取得到的提取物及其制剂。

3.新药材及其制剂，即未被国家药品标准、药品注册标准以及省、自治区、直辖市药材标准收载的药材及其制剂，以及具有上述标准药材的原动、植物新的药用部位及其制剂。

（二）中药改良型新药

中药改良型新药指改变已上市中药的给药途径、剂型，且具有临床应用优势和特点，或增加功能主治等的制剂。一般包含以下情形。

1.改变已上市中药给药途径的制剂，即给药途径或吸收部位改变的制剂。

2.改变已上市中药剂型的制剂，即在给药途径不变的情况下改变剂型的制剂。

3.中药增加功能主治的制剂。

4. 已上市中药的生产工艺或辅料等改变引起药用物质基础或药物吸收、利用明显改变的制剂。

（三）古代经典名方中药复方制剂

古代经典名方是指符合《中华人民共和国中医药法》规定的，至今仍广泛应用、疗效确切、具有明显特色与优势的古代中医典籍所记载的方剂。古代经典名方中药复方制剂是指来源于古代经典名方的中药复方制剂。包含以下情形。

1. 按古代经典名方目录管理的中药复方制剂。

2. 其他来源于古代经典名方的中药复方制剂。

古代经典名方中药复方制剂包括未按古代经典名方目录管理的古代经典名方中药复方制剂和基于古代经典名方加减化裁的中药复方制剂。

（四）同名同方药

同名同方药是指通用名称、处方、剂型、功能主治、用法及日用饮片量与已上市中药相同，且在安全性、有效性、质量可控性方面不低于该已上市中药的制剂。

二、中药新药注册申报资料

（一）行政文件和药品信息

行政文件和药品信息包括说明函、目录、申请表、产品信息相关材料（说明书、包装标签、产品质量标准和生产工艺、古代经典名方关键信息、药品通用名称核准申请材料等）等。

（二）品种概况

申请人应简述药品名称和注册分类、申请阶段。

申请人应简述处方、辅料、制成总量、规格、申请的功能主治、拟定用法用量（包括剂量和持续用药时间信息），人日用量（需明确制剂量、饮片量）。

申请人应简述立题依据、处方来源、人用经验等。改良型新药应提供原制剂的相关信息（如上市许可持有人、药品批准文号、执行标准等），简述与原制剂在处方、工艺以及质量标准等方面的异同。同名同方药应提供同名同方的已上市中药的相关信息（如上市许可持有人、药品批准文号、执行标准等）以及选择依据，简述与同名同方的已上市中药在处方、工艺以及质量控制等方面的对比情况，并说明是否一致。

申请临床试验时，应简要介绍申请临床试验前沟通交流情况。

申请上市许可时，应简要介绍与国家药品监督管理总局药品评审中心的沟通交流情况；说明临床试验批件/临床试验通知书情况，并简述临床试验批件/临床试验通知书中要求完成的研究内容及相关工作完成情况；临床试验期间发生改变的，应说明改变的情况，是否按照有关法规要求进行了申报及批准情况。

申请古代经典名方中药复方制剂，应简述古代经典名方的处方、药材基原、药用部位、炮制方法、剂量、用法用量、功能主治等关键信息。按古代经典名方目录管理的中药复方制剂，应说明与国家发布信息的一致性。

（三）药学研究资料

药学研究资料总结报告是申请人对所进行的药学研究结果的总结、分析与评价，各项内容和数据应与相应的药学研究资料保持一致，并基于不同申报阶段撰写相应的药学研究资料总结报告。

提供处方药味研究、药材资源评估、剂型选择、工艺研究、质量控制研究、稳定性考察等研究结果，并对结果进行总结，综合分析、评价产品质量控制情况。申请临床试验时，应结合临床应用背景、药理毒理研究结果及相关文献等，分析药学研究结果与药品的安全性、有效性之间的相关性，评价工艺合理性、质量可控性，初步判断稳定性。申请上市许可时，应结合临床试验结果等，分析药学研究结果与药品的安全性、有效性之间的相关性，评价工艺可行性、质量可控性和药品稳定性。

按古代经典名方目录管理的中药复方制剂应说明药材、饮片、按照国家发布的古代经典名方关键信息及古籍记载制备的样品、中间体、制剂之间质量的相关性。

（四）药理学研究资料

药理学研究是通过动物或体外、离体实验来获得非临床有效性信息，包括药效学作用及其特点、药物作用机制等。药理学申报资料应列出实验设计思路、实验实施过程、实验结果及评价。

中药创新药，应提供主要药效学实验资料，为进入临床试验提供实验证据。药物进入临床试验的有效性证据包括中医药理论、临床人用经验和药效学研究。根据处方来源及制备工艺等不同，以上证据所占有权重不同，进行实验时应予综合考虑。

药效学实验设计时应考虑中医药特点，根据受试物拟定的功能主治，选择合适的实验项目。

提取物及其制剂，提取物纯化的程度应经筛选研究确定，筛选实验应与拟定的功能主治具有相关性。如有同类成分的提取物及其制剂上市，则应当与其进行药效学及其他方面的比较，以证明其优势和特点。

中药复方制剂，根据处方来源和组成、临床人用经验及制备工艺情况等可适当减免药效学实验。

具有人用经验的中药复方制剂，可根据人用经验对药物有效性的支持程度适当减免药效学实验；若人用经验对有效性具有一定支撑作用，处方组成、工艺路线、临床定位、用法用量等与既往临床应用基本一致的，则可不提供药效学实验资料。

依据现代药理研究组方的中药复方制剂，需采用实验研究的方式来说明组方的合理性，并通过药效学实验来提供非临床有效性信息。

中药改良型新药，应根据其改良目的、变更的具体内容来确定药效学资料的要求。

若改良目的在于或包含提高有效性，应提供相应的对比性药效学研究资料，以说明改良的优势。中药增加功能主治，应提供支持新功能主治的药效学实验资料，可根据人用经验对药物有效性的支持程度，适当减免药效学实验。

（五）药代动力学研究资料

非临床药代动力学研究是通过体外和动物体内的研究方法，揭示药物在体内的动态变化规律，获得药物的基本药代动力学参数，阐明药物的吸收、分布、代谢和排泄的过程和特征。

对于提取的单一成分制剂，参考化学药物非临床药代动力学研究要求。

其他制剂，视情况（如安全性风险程度）进行药代动力学研究或药代动力学探索性研究。

缓、控释制剂，临床前应进行非临床药代动力学研究，以说明其缓、控释特征；若为改剂型品种，还应与原剂型进行药代动力学比较研究；若为同名同方药的缓、控释制剂，应进行非临床药代动力学比较研究。

在进行中药非临床药代动力学研究时，应充分考虑其成分的复杂性，结合其特点选择适宜的方法开展体内过程或活性代谢产物的研究，为后续研发提供参考。

若拟进行的临床试验中涉及与其他药物（特别是化学药）联合应用，应考虑通过体外、体内试验来考察可能的药物相互作用。

（六）毒理学研究资料

毒理学研究包括单次给药毒性实验，重复给药毒性实验，遗传毒性实验，生殖毒性实验，致癌性实验，依赖性实验，刺激性、过敏性、溶血性等与局部、全身给药相关的制剂安全性实验，其他毒性实验等。

中药创新药，应尽可能获取更多的安全性信息，以便于对其安全性风险进行评价。根据其品种特点，对其安全性的认知不同，毒理学实验要求会有所差异。

新药材及其制剂，应进行全面的毒理学研究，包括安全药理学实验、单次给药毒性实验、重复给药毒性实验、遗传毒性实验、生殖毒性实验等，根据给药途径、制剂情况可能需要进行相应的制剂安全性实验，其余实验根据品种具体情况确定。

提取物及其制剂，根据其临床应用情况，以及可获取的安全性信息情况，确定其毒理学实验要求。如提取物立题来自试验研究，缺乏对其安全性的认知，应进行全面的毒理学实验。如提取物立题来自传统应用，生产工艺与传统应用基本一致，一般应进行安全药理学实验、单次给药毒性实验、重复给药毒性实验，以及必要时其他可能需要进行的实验。

中药复方制剂，根据其处方来源及组成、人用安全性经验、安全性风险程度的不同，提供相应的毒理学实验资料，若减免部分实验项目，应提供充分的理由。

对于采用传统工艺，具有人用经验的，一般应提供单次给药毒性试验、重复给药毒性实验资料。

对于采用非传统工艺，但具有可参考的临床应用资料的，一般应提供安全药理学、单次给药毒性实验、重复给药毒性实验资料。

对于采用非传统工艺，且无人用经验的，一般应进行全面的毒理学实验。

临床试验中发现非预期不良反应时，或毒理学实验中发现非预期毒性时，应考虑进行追加实验。

中药改良型新药，根据变更情况提供相应的毒理学实验资料。若改良目的在于或包含提高安全性的，应进行毒理学对比研究，设置原剂型/原给药途径/原工艺进行对比，以说明改良的优势。

中药增加功能主治，需延长用药周期或者增加剂量者，应说明原毒理学实验资料是否可以支持延长周期或增加剂量，否则应提供支持用药周期延长或剂量增加的毒理学研究资料。

一般情况下，安全药理学、单次给药毒性、支持相应临床试验周期的重复给药毒性、遗传毒性实验资料、过敏性、刺激性、溶血性实验资料或文献资料应在申请临床试验时提供。后续需根据临床试验进程提供支持不同临床试验给药期限或支持上市的重复给药毒性实验。生殖毒性实验根据风险程度在不同的临床试验开发阶段提供。致癌性实验资料一般可在申请上市时提供。

药物研发的过程中，若受试物的工艺发生可能影响其安全性的变化，应进行相应的毒理学研究。

毒理学研究资料应列出实验设计思路、实验实施过程、实验结果及评价。

（七）临床研究资料

根据注册分类提供相应的简要中医药理论或研究背景。如为古代经典名方中药复方制剂的，还应简要说明处方来源、功能主治、用法用量等关键信息及其依据等。

如有人用经验的，需提供简要人用经验概述，并分析说明人用经验对于拟定功能主治或后续所需开展临床试验的支持情况。

可参照《中药、天然药物综述资料撰写的格式和内容的技术指导原则——临床试验资料综述》的相关要求撰写。

基于风险获益评估，结合注册分类，对临床价值进行简要评估。

根据研究结果，结合立题依据，对安全性、有效性、质量可控性及研究工作的科学性、规范性和完整性进行综合分析与评价。

申请临床试验时，应根据研究结果评估申报品种对拟选适应病症的有效性和临床应用的安全性，综合分析研究结果之间的相互关联，权衡临床试验的风险/获益情况，为是否或如何进行临床试验提供支持和依据。

申请上市许可时，应在完整地了解药品研究结果的基础上，对所选适用人群的获益情况及临床应用后可能存在的问题或风险做出综合评估。

第四节　中药新药研发的思路与策略

新药研发中的中药创新研发是中医药产业发展和科技进步的源泉，是解决临床重大疾病防治的重要途径，发掘中医药宝库，传承创新中医药精髓，以科技创新推动中医药研发和产业发展，研制"有效、优质"的新型中药是解决和保障临床治疗疾病需要的根本宗旨。

一、研发思路

中药新药研发首先要面向国家的重大战略需求，解决临床迫切问题，满足提高国民医疗健康水平的需要。可重点关注以下几个方面：重大常见疾病，包括心血管疾病、恶性肿瘤、代谢类疾病、呼吸系统疾病、免疫性疾病等重大疾病。难治性疾病、重大健康事件的防控，特别是 2020 年以来，疫情的全球暴发，形成全球联合抗疫新模式，并且，抗疫期间中医药发挥的重要作用，也为未来中药新药的市场路径提供了新的机遇。

中药新药研发应坚持以临床需求为核心的原则，包括满足临床需求、体现临床价值、针对用药习惯和方式、凸显中药临床优势、注重临床证据和临床导向的科研设计，如基于临床功效的制备工艺设计、基于临床病－证结合建立药效学模型和评价指标、基于中药有效性表达特点的质量控制方法的建立、基于中药临床干预方式和特点的临床试验方案的设计等。

中药新药研发应以企业需求和市场为导向，基于新药研发全过程和药品全生命周期进行。从药品全生命周期的角度，中药新药的形成涉及中药基原植物－药材－饮片－提取物－制剂－药物传输与体内过程直至发挥临床疗效的递进过程。以整体视角认识药物形成过程，可将药物形成过程分为中药原料形成过程、药物制备过程以及药物体内过程，整个过程是一个中药有效性及其物质基础的传递过程；而按新药研发的流程认识，整个过程又是知识的贯通整合过程。

二、研发策略

中药创新药指来源于天然植物、动物、矿物提取物的有效成分和有效部位的新药。该类新药的研发，需要集中突出"创新性"的特点。复方中药新药临床应用的主要形式，最能体现中药的配伍理论和协同作用优势。因此，复方中药新药是中药创新药的主要内容。复方新药的研发应集中体现了中医理论特点，凸显出中药配伍优势。

面向改良型新药的研发策略：改良型新药是指改变上市后中药的给药途径、剂型，且具有临床优势和特点，或增加功能主治的制剂。改良型新药应具有"必要"与"合理"性依据。现有很多药物存在或多或少的问题，需要从改变剂型、改变给药途径、改变制备工艺和增加新的适应证等方面进行改良，以提高疗效、降低毒性、提高临床价值。

面向经典名方新药的研发策略：按照新药注册要求，对于经典名方新药"一致性"是最重要的要求。即经典名方新药与古方用法物质基准的"一致"，实质上是经典名方制剂与古代经典名方汤剂有效性的一致。经典名方制剂的开发应把握以下几个关键环节：古方关键信息的考证、关键质量属性的提炼、基于一致性的优质产品的生产。

针对以上研发策略，基于传统药物经验和系统与进化植物学理论的中药新药先导化合物发现技术，基于"全息指纹技术"的中药新药提取纯化技术，基于临床需求和药物体内过程的制剂技术，基于中药质量标志物的质量评价技术、有效性与安全性评价技术以及产业化工程化技术都是切实可行的技术支撑。

三、中药创新发展的新时代

在我国，中药、化学药和生物制品是中国特色药品供应的主力。2017 年 7 月 1 日实施的《中华人民共和国中医药法》、2019 年修订的《中华人民共和国药品管理法》重点关注中药新药研发，需要参与中药新药研发的人员对以往的研发模式和技术评价方法进行适当的改变，以适应研发工作。新形势下修订的《药品采购法》要求"国家支持以临床价值为导向、对人的疾病具有明确或者特殊疗效的药物创新"和管理药物全生命周期的理念，对新药的临床定位及风险评估的精准理解提出了新的挑战。

习近平总书记在 2020 年 6 月 2 日的专家座谈会上指出，中西医结合、中西药并用，是新冠病毒疫情防控的一大特点，也是中医药传承精华、守正创新的生动实践。要加强古典医籍精华的梳理和挖掘，建设一批科研支撑平台，改革完善中药审评审批机制，促进中药新药研发和产业发展。要加强中医药服务体系建设，提高中医院应急和救治能力。要强化中医药特色人才建设，打造一支高水平的国家中医疫病防治队伍。要加强对中医药工作的组织领导，推动中西医药相互补充、协调发展。这次会议唤醒了古代经典名方的开发。3 个月后，国家食品药品监督管理总局和国家中医药管理局联合召开了古代经典名方研发推进工作会，会议明确提出要提高对古代经典名方研创工作的认识，强化古代经典名方研创总体规划和顶层设计，深化古代经典名方专家队伍和服务机构建设，细化古代经典名方。希望以经典名方研发为契机，突破中药质量瓶颈，推进高临床价值中药制剂研发，发展中药监管科学，保障古代经典名方科学、有序、高质量发展。在新的历史时期和形势下，加快推进古代经典名方工作，是深入贯彻落实习近平总书记"传承精华、守正创新"要求，落实《中华人民共和国中医药法》相关规定的具体举措，对于发掘中医药宝藏的临床价值、科学价值、经济价值，维护人民群众生命安全和身体健康具有重要意义。

新药研发是国家体系中医药创新研究的重要内容。应建立联合创新研发合作平台，解决常见重大疾病防控，为临床提供有效药物，促进中医药产业健康发展。并且，中药新药研发是一项系统工程，需要多学科知识整合和多学科协作，包括从新药发现、药物评价、临床前研究和临床研究到产业化生产的多重环节，覆盖了中药全产业链。面对新形势的机遇和挑战，新药研发应突出中医药特色，必须加强技术创新，突破主要技术瓶颈，建设与中医药特色相适应的关键技术群。同时，加强成药性评价和新药成果转化研究，不断提高中药新药转化效率。

【参考文献】

[1] 张铁军，刘昌孝.新形势下中药新药研发的思路与策略 [J].中草药，2021，52（1）：1-8

[2] 何翔，孙巍.新药研发及药品注册流程分析 [J].民营科技，2010（7）：103.

（韩冰冰、赵海军）

第十章　医学文献检索

随着医学科学的迅速发展，医学文献的数量与日俱增。要把国内外所有的医学文献读遍事实上是不可能的，也没有必要。重要的是能从浩瀚的文献海洋中迅速、准确、完整地获取自己所需要的文献资料，并充分、有效、及时地加以利用。要做到这一点，必须掌握医学文献检索的知识、方法和技能。医学文献检索是获取医学信息的主要手段，也是必须掌握的基本功。

第一节　医学文献概述

一、信息、知识、情报、文献

（一）信息

信息是对客观世界中各种事物的变化和特征的反映；是客观事物之间相互作用和联系的表征；是客观事物经过感知或认识后的再现。在人类社会中，信息以语言、文字、符号、图形、声波、光波、电磁波等形式传递，以纸张、胶片、磁带、光盘等作为载体，记录知识。信息是一种不同于物质和能量的特殊资源。

（二）知识

知识是人类对客观事物的认识和实践经验的总结。知识是一种特定的人类信息，是信息提炼和深化的结果。通过对知识的不断完善和深化，形成了较为完整的科学知识体系。

（三）情报

情报是用于及时传递的有用知识。情报来源于知识，必须在特定的时间内及时传递，才能被用户所接受和利用。情报具有知识性、传递性和效用性。

（四）文献

文献是记录知识的载体，具有四个要素：知识、载体、信息符号和记录方式。文献是信息、知识、情报的主要载体形式。人类社会利用文献进行交流，其实质是利用和交流文献中的信息、知识和情报。

二、文献的作用

文献是存储科技知识的重要工具。文献是进行科学技术研究的依据和基础。文献是衡量科技人员学术水平的重要标志。

三、医学文献的含义

医学文献是指记录医学科学知识的载体，从医学文献的含义可以看出，医学科学知识是医学文献的实质内容，载体是医学文献的外在形式，记录是联系两者的手段。

四、医学文献的类型

常见的医学文献类型有三种分类方法。

（一）按出版形式分类

1. 图书　是现代出版物中品种最多、数量最大的一种。往往系统地论述了一个专题；有封面、书名和正文，被装订成册；内容一般比其他出版物全面、系统、成熟、可靠，但往往更新不够及时。

2. 期刊　是一种定期或不定期的连续出版物，有固定刊名、连续的卷期、出版年月或其他顺序号。期刊出版周期短，信息量大，内容新颖，是情报的主要来源。

3. 特种文献　图书、期刊以外的各种文献资料，包括科技报告、专利文献、会议文献、学位论文、产品样本、标准文献和政府出版物等。

（二）按加工深度（文献级别）分类

1. 零次文献　指未经出版发行或未进入社会交流的最原始的文献，如私人笔记、底稿、手稿、个人通信、新闻稿、工程图纸、考察记录、实验记录、调查稿、口头交流、原始统计数字、技术档案等。具有内容新颖，但不成熟、分布分散、不公开交流、难以获取的特点。

2. 一次文献　又称原始文献。它直接记录科研成果，报道新理论、新技术或新发明，如期刊论文、科技报告、学位论文、专利说明书、会议文献等。具有内容先进、成熟、具体、详尽、分散、数量庞大的特点。

3. 二次文献　也称检索工具。它把分散的、无组织的一次文献进行加工、整理、组织并著录其文献特征（题名、作者、分类号、出处、摘要），成为便于管理和查找一次文献的工具，如目录、索引、文摘等。具有明显的汇集性、系统性和可检索性等特点。

4. 三次文献　根据二次文献提供的线索，对大量的一次文献信息中的有关内容进行筛选、综合、分析、浓缩、提炼、重新组合而成的再生性文献。如综述、进展、手册、指南、年鉴、百科全书等，具有综合性、系统性、参考性和针对性的特点。

（三）依文献获取的难易程度划分

1. 白色文献　信息完全已知（已公开）、较易获得的文献。

2. 黑色文献　信息完全未知（未公开）、极难获取的文献。

3. 灰色文献　信息内容部分已知、部分未知的文献。

五、现代医学文献的发展特点及趋势

（一）数量庞大

当今是信息时代，科技期刊是信息传播的重要媒介，尤其是高新科技动态研究的期刊更备受关注。医学文献是整个科技文献的重要组成部分，约占整个科技文献的四分之一。

（二）文献载体和出版形式多样化

目前医学文献的载体除了传统的纸质印刷品外，尚有视听资料和计算机阅读型资料及电子期刊。载体的多样化，大大方便了读者。

（三）多文种化

随着科学的发展，医学文献的语种急剧增多。文种的增加丰富了医学文献，拓宽了研究空间，也造成了读者阅读文献的各种障碍，阻碍了科技情报信息的交流。

（四）重复发表、学科交叉与出版分散

近年来，由于受多种因素的影响，文献重复发表的现象越来越多，同一篇文章可以用不同形式、不同文字、在不同范围内多次发表。这种重复大大增加了文献量的冗余。

（五）知识信息更新加快

科学技术的迅速发展，促使知识信息的陈旧速率加快，文献使用寿命缩短。一般图书的平均寿命为 10 ～ 20 年、期刊 3 ～ 5 年、技术标准约 5 年。

（六）时滞问题严重

科学论文数量的增加和更多论文被发表，是科技成果增长的必然趋势，但却导致科技论文发表的滞后时间也随之延长。

现代科学技术的迅速发展，导致了医学文献的迅速发展，也必然给医学文献的管理和利用带来很多新问题，为了解决这些问题，使之便于管理和使用，大多数国家正在朝着文献的电子化发展。

第二节　医学文献检索

一、医学文献检索

（一）概念

利用一定的工具，快速、准确、尽可能完整地从海量的医学或医学相关文献中找出人们需要的特定医学文献的操作过程，称为医学文献检索。

（二）原理

整个检索过程包括信息存储和检索两个不可分割的过程。信息检索是指利用一定的方法和手段，使信息存储和检索两个过程中使用的特征标识符保持一致，从而有效地获取和使用文献信息。

信息存储主要是对大量散乱无序的信息资源进行索引，形成信息的外观和内容特征，为信息检索提供有序（即形成检索路径）的文档信息收集过程。信息检索过程是根据具体的信息需求确定检索概念及其范围，然后选择某种检索语言，将检索概念转换成检索提问标识，随后到检索系统查找文献线索，对其进行逐篇筛选，以确定所需的文献。

存储是检索的基础，检索是存储的目的。两者是相辅相成的辩证关系。作为信息的需求者，应了解信息存储和检索的基本原理，正确使用数据库中标准化的检索语言，使存储的信息集合与检索需求集合高度一致，提高信息检索效率。

（三）意义

文献检索是获取知识的有效途径，有助于实现知识更新，有助于把握科研动态和趋势，拓宽创新视野。信息检索的基本目的是借鉴以往的经验，避免重复工作。对于任何一个课题，从选题、立项、实验到科研成果鉴定，整个科研过程都需要信息检索，以确定科研成果的先进性、科学性和实用性，使研究课题站在更高的起点。因此，掌握信息检索技术，可以快速准确地完成科技信息积累工作，及时获取最新的科研动态信息，获得新思路，找到新灵感和突破口，开阔创新视野。此外，文献检索可以提高信息素养，培养创新人才，也有助于实现资源共享，提高人们的生活质量。

（四）信息检索语言

1. 概念　信息检索语言是信息检索中用来描述信息源特征和表达检索提问的一种专门语言。

2. 类型　信息检索语言的种类很多，可按不同的方式和标准划分，按描述文献信息特征的不同，分为描述文献外部特征的检索语言和描述文献内容特征的检索语言。

　　描述文献外部特征的检索语言依据文献外部特征，如题名（书名、篇名）、著者、文献序号（出版者、报告号、专利号）和引文等作为文献存储的标识和文献检索途径的检索语言。可简要概述为：题名索引、著者索引、文献序号索引和引文索引等。

　　描述文献内容特征的检索语言文献内容特征主要是指文献研究的主题、学科或专业等。根据其构成原理，描述文献内容特征的检索语言主要包括分类检索语言、主题检索语言和代码检索语言三大类型。其中，主题语言是直接以代表信息内容特征和主题概念的词语作为检索标识，按照词的先后顺序组织起来的检索语言，提供了从主题词入手查找信息的途径。在信息检索语言中检索效率、使用频率较高、应用较多的是主题词语言和关键词语言。

二、医学文献检索途径

　　检索途径也称检索入口，是指检索工具或检索系统为用户提供的检索文献的路径。无论是哪种文献信息检索系统，它主要是根据文献的内容特征和外表特征来对文献信息进行描述和标引，形成特定的检索语言及检索途径。因此，检索途径又由外表途径和内容途径组成，主要有以下几种。

（一）主题检索途径

　　主题途径是根据文献内容的主题特征，利用各类主题索引进行信息检索的途径，是信息检索中最重要的检索途径之一。使用主题途径的关键在于分析课题、提炼主题概念、确定主题词。主题检索途径的优点是以主题词作为标识，表达概念准确、灵活、直接性强、针对性高。通过主题途径检索文献，可以检索到分布在不同学科门类中的同一主题的文献，有助于提高查全率和查准率；可以满足复杂概念的课题或交叉边缘学科的信息检索需要，适合于交叉、相互渗透的课题进行检索使用，具有特性检索的功能。缺点是主题索引缺少学科系统的整体层次性，较难达到很高的查全率。

（二）关键词检索途径

　　关键词检索途径是指通过从文献篇名、正文或文摘中提取能够表达文献主要内容的词或词组来搜索文档的检索方法。关键词也称为自由词，与主题词不同，它不需要经过标准化处理，只要有实际意义，能表达文献主题的词都可作为关键词。关键词用词灵活、自由、直观、符合用户习惯。关键词检索是目前检索系统中应用最为广泛的一种检索途径。

（三）分类检索途径

　　分类检索途径是以文献信息内容所属的学科分类体系为基础，以学科分类号为检索入口，根据分类号和类目名称进行信息检索的途径。使用这种方法检索信息，关键是要正确理解检索系统中的分类体系，熟悉分类语言的特点，明确检索课题的学科属性、分类等级，利用检索工具获得相应的分类号，然后按照分类号逐级搜索，得到一系列具有从属关系或相互关联的内容的相关信息。分类检索途径的优点是便于从学科体系的角度获得较系统的信息线索；其缺点是对于较难分类的新兴学科、交叉和边缘学科来说，信息查找不便，专指性不强。

（四）作者检索途径

作者检索途径是指根据已知文献作者来查找文献信息的途径。作者可以是文献上署名的著者、译者或编者等。利用作者途径可获得该作者的所有文献，还可以检索到有关权威人士所著内容相同或相近、有逻辑联系的文献信息资料，便于发现和了解同行专家的研究倾向或近期研究情况。但有时也会检索出同名同姓或同姓不同名的首字母相同的作者发表的文献，可根据作者单位、论文主题、发表期刊等来区分。

（五）题名检索途径

题名检索途径是指根据文献题名查找文献信息的途径。题名包括书名、刊名、篇名等，有正题名、副题名和辅助题名。它以题名作为检索入口，可依据书名目录（索引）、题名索引、刊名索引、篇名索引或数据库名称索引等检索工具进行检索文献信息。利用题名检索途径时，必须掌握文献信息的具体名称或文献题名中的主要部分，才能准确地查找到所需要的特定文献信息。

（六）引文检索途径

引文检索途径是以被引用文献为检索起点来查找引用文献的一种途径。引文即文献所附参考文献。利用引文而编制的索引系统，称为引文索引系统。引文途径是从学术文献之间相互引证关系的角度出发，对学术研究文献后所附参考文献进行的检索。

（七）作者单位检索途径

作者单位检索途径是以作者单位（或称"机构"）名称作为检索词来查找该学术机构学者发表文献的一种途径。利用作者单位检索途径查找信息，对于全面了解团体机构的学术观点、研究成果和科研动态极有帮助。

（八）序号检索途径

序号检索途径是指利用文献信息的各种代码、数字编制的索引查找提供按序号自身顺序检索文献信息的途径。如专利号、报告号、合同号、药品的审批号、技术标准号、ISBN（国际标准书号）、ISSN（国际标准刊号）等。使用序号途径进行信息检索，具有明确、简短、唯一的特点，是一种较为实用的检索途径。

（九）其他检索途径

缺省检索途径，是指自动在检索系统中预先设定的多个字段中同时进行检索，如一些系统中的基本检索；根据各学科的不同需要，还有一些独特的检索途径。

三、医学文献检索的策略和步骤

（一）医学文献检索的策略

信息检索策略是信息使用者为实现检索目标而制定的总体方案，是对整个检索过程的规划和指导。其目的是指导和优化检索过程，提高检索效果，全面、准确、快速地找到所需信息。

信息检索策略是整个信息检索过程的灵魂，直接影响检索效果。就一个特定的搜索主题而言，比如要达到什么目标、需要什么范围、选择什么样的检索系统、通过哪些检索途径、选择怎样的检索标识和逻辑组配方法，以及需要哪些反馈调整措施等一系列问题的考虑和具体查询步骤的安排，都属于信息检索策略的研究范围。

因此，信息检索策略就是在分析信息检索需求的基础上，选择适当的数据库并确定检索途径和检索词，确定各检索词之间的逻辑关系，科学安排检索步骤，为实现检索目标而制定的全面方案。狭义的信息检索策略仅指检索提问式。广义的检索策略包括分析检索课题、选择相应数据库、决定检索手段、表达检索标识优化检索程序等一系列操作或方案，是用户检索目标的体现。

（二）医学文献检索的步骤

在进行检索时，用户构建检索策略的一般过程如下。

1. 分析检索课题，明确检索要求　决定检索效果好坏的关键是用户首先要搞清楚要解决的问题，即它所包含的概念、具体要求及它们之间的关系。首先要分析检索课题的主题内容、所属学科范围、明确研究课题所需信息内容和本次检索的目的，从而提出能准确反映课题核心内容的主题概念和对应的检索词。其次，要明确所需信息的文献类型、语种、检索年限、期望得到的文献数量，以及分析用户对检索评价的指标要求是查新、查准还是查全等。

2. 选择检索系统及数据库　在上述全面分析课题基础上，根据检索课题的信息类型、检索范围等，选择最能满足检索要求的检索系统和数据库。一般先选用对口权威的专业性数据库，然后再利用综合性的信息检索系统来检索，还要考虑选用跨学科的信息检索系统进行检索。如检索国内生物医学文献信息，首选的数据库是中国生物医学文献数据库（CBM），还有 CNKI、万方数据、维普等；检索国际生物医学研究的文献信息，首选 PubMed 检索系统。若查找学位论文，就一定要选择学位论文数据库等。

3. 选择检索途径，确定检索词　常用的检索途径有自由词、主题词、分类、著者和题名途径。对有规范主题词检索途径的数据库，尽可能选择规范的主题词；对没有规范主题词的数据库，应优先考虑题名检索途径，查找密切相关文献。若检索课题的研究范围和内容比较系统和宽广，则应选用分类途径。著者检索途径简明快捷，方便准确；自由词（关键词）检索是目前检索系统中应用最为广泛的一种检索途径。

确定检索词是检索过程中难以把握且易出错的环节。检索词是表达信息需求的基本元素，也是计算机检索系统中进行匹配的基本单元。分析课题的一个目的就是获得检索词，检索词选择正确与否，直接影响着检索结果。确定检索词应注意以下四点：优先选用主题词；选用数据库规定的代码；尽量选用通用的专业术语；注意选用同义词、相关词、缩写词进行检索，以提高查全率。

4. 构建检索表达式　检索表达式是指将选定的检索词根据相应的逻辑关系，用逻辑算符或位置算符连接起来，形成既可让计算机识别又能体现检索要求的提问表达式，简称检索式。检索式由检索字段、检索词和布尔逻辑运算符三个要素构成。检索式分简单检索式和复合检索式，简单检索式只含一个检索词，只表达一个简单的检索概念，如新冠病毒；复合检索式含有两个或两个以上的检索词，用布尔算符或位置算符等连接，多用于数据库的高级检索中，通常可用"二次检索"或"在结果中检索"将前后几次检索进行"逻辑与"运算。在检索过程中，按课题要求还可对文献年份、类型、语种、学科范围和研究对象等进行限制检索。

5. 评价检索结果，调整检索策略　检索结束后，应对检出的文献进行综合分析与评价。如果符合检索要求，则根据需求采用一定的输出方式直接输出结果。若检索结果与检索期望存在差距，需要分析出现误检或漏检的原因，及时调整检索策略。检索策略调整包括数据库、检索途径、检索词，甚至逻辑运算符和位置算符以及检索限定的调整等，不断调整检索策略，直到获得理想的检索效果。

（三）优化信息检索策略

提高检索结果与用户需求的一致度是检索策略的基本目的。如果检索结果不理想，就需要针对影响查全、查准的因素，研究改善措施，优化检索策略，以达到最佳检索效果。

1. 提高查全率　如果检出的文献太少，那么就要扩大检索范围，尽量提高查全率。主要包括：①选择多个数据库，进行跨库检索。②放宽检索范围：如增加所检数据库的年限、文献类型、学科领域等。③重新选择检索途径，检索入口选择较大范围的字段，如文摘、全文检索、任意字段等。④使用分类号进行族性检索，通常分类检索结果会更全。⑤重新构建检索表达式，如主题词检索时采用扩展检索，多用几个副主题词甚至选用所有副主题词。⑥减少"AND"或"NOT"等连接词的使用频率，增加检索词的上位词、同义词、近义词或相关词，并用"OR"连接检索词，采用截词检索，且截词不宜过长；调整位置算符，检索时不要过于严格。⑦利用某些检索工具提供的"自动扩检"功能进行相关检索。⑧改精确检索为模糊检索。

2. 提高查准率　检出文献过多或检索结果与检索词不相关时需要进一步限定检索范围，提高查准率。其方法包括：①重新选择数据库，减少所检数据库的数量或检索年限，以缩小检索范围；②限定文献类型、学科类别，使用字段限定检索，限定期刊范围，如选择核心期刊；③选用主题词表中更专指的主题词及副主题词进行组配限定，提高检索词的专指度；④在指定的分类类目中输入检索词进行检索；⑤增加"逻辑与"和"逻辑非"运算，排除无关概念，或者在检索结果中进行二次检索；⑥取消截词检索，调整位置检索，使得检索词之间位置关系的要求由松变严；⑦改模糊检索为精确检索。

总之，检索策略的制定要从具体需求出发，既需要丰富的学科专业知识，又要了解各种数据库的收录情况和检索功能，熟练运用各种检索技术。再经过适当调整检索策略才能达到理想的效果。

第三节 常用医学文献检索工具

一、中国生物医学文献数据库

（一）概况

1. 收录范围 中国生物医学文献数据库（CBM），收录 1978 年至今 1800 余种中国生物医学期刊以及汇编、会议论文的文献题录 789 余万篇，年增长量 40 余万条，每月更新学科涉及基础医学、临床医学、预防医学、药学、中医学及中药学等生物医学的各个领域。CBM 是国内目前收录中文生物医学期刊最全的题录型数据库。

2.CBM 标引 全部题录均进行主题、分类标引，同时对作者机构、发表期刊、所涉基金等进行规范化加工处理，支持在线引文检索，辅助用户开展引证分析、机构分析等。

CBM 的全部题录均根据美国国立医学图书馆最新版《医学主题词表》、中国中医研究院中医药信息研究所《中国中医药学主题词表》，以及《中国图书馆分类法·医学专业分类表》进行主题标引和分类标引。

3.CBM 特点

（1）兼容性好 CBMWeb 与 PubMed 检索系统具有良好的兼容性。

（2）词表辅助检索功能 检索系统具有多种词表辅助检索功能，附有主题词表、中英文主题词轮排表、分类表、期刊表、索引词表、作者表等多种词表，且有丰富的注释信息。

（3）检索入口多 除 30 多个检索入口外，还提供特色的主题词检索、分类检索、第一著者检索、文献类型、资助项目和参考文献等检索方式。尤其是主题词和副主题词检索功能将有效地提高查准率和查全率。

（4）检索功能完备 定题检索、限定检索、截词检索、通配符检索，各种逻辑组配检索功能可提高检索效率。

（5）全文获取 目前 CBM 已经实现了与维普全文数据库的链接，对于 1989 年以来的全文，可以直接链接到维普全文数据库。

（二）检索方式

CBM 的检索途径包括快速检索、高级检索、主题词检索、分类检索、期刊检索、作者检索、机构检索、基金检索和引文检索。

1. 快速检索 输入检索词就能快速得到结果，又称基本检索、自由词检索，是系统默认的检索方式。操作方法：在检索提问框中输入检索词或检索式，点击"检索"按钮即可。

（1）全部字段检索　在检索提问框中输入检索词或含有运算符的检索式，系统便对全部字段执行智能检索。多个检索词之间的空格，默认为"AND"运算。

（2）逻辑运算方法　快速检索时进行逻辑运算有多种方法：在检索提问框中直接输入逻辑表达式。如：#1AND#2；或者在输入第一个检索词后点击"检索"按钮，显示检索结果页面，在该页面的快速检索框中输入第二个检索词，选"二次检索"，则系统将该检索词与前一次输入的检索词（式）直接进行"and"的逻辑运算；也可先用单个检索词分别进行检索，然后点击检索结果页面的"检索历史"按钮，显示检索式列表，选中检索表达式，再点击逻辑运算符 AND、OR 或 NOT 按钮，则检索框中显示新得到的检索式。

（3）快速检索中的主题词检索　在快速检索中，输入含有斜线的检索词，表示斜线之前是主题词，斜线后是副主题词。

（4）限定检索　利用"限定检索"功能，可以有效地提高检索的专指性，使已检出的文献数量有针对性地减少。使用"限定检索"，必须在已经得到检索结果的页面进行。

2. 高级检索　点击"高级检索"按钮进入高级检索页面，高级检索支持多个检索入口、多个检索词之间的逻辑组配检索，方便用户构建复杂的检索表达式。

（1）字段选项　高级检索字段包括常用、全部、指定字段三种选项。其中，常用字段由中文标题、摘要、关键词、主题词四个检索项组成；指定字段可从字段下拉选项中只选择某一个字段进行检索。

（2）构建表达式　在构建表达式下拉列表框中选择字段，在"构建表达式"文本输入框中对应所选字段输入合适的检索词，勾选"智能检索"，选择布尔逻辑运算符，点击"发送到检索框"，如此反复进行，来构建检索表达式。最后点击"检索"按钮，即显示检索结果。

（3）限定检索　高级检索可以通过文献的年代范围、文献类型、年龄组、性别、对象类型等限定检索范围，类似快速检索的限定检索。

（4）检索历史　最多能保存 200 条检索表达式，可实现一个或多个历史检索表达式的逻辑组配检索。检索策略可以保存到"我的空间"和订阅 RSS。

3. 主题词检索　CBM 的主题词表来源于《MeSH 词表》和《中医药学主题词表》。进行主题词检索有以下几个步骤。

（1）点击"主题检索"，进入主题词检索状态。选择"中文主题词"或者"英文主题词"检索，再在检索提问框中输入主题词或款目词，点击查找，即进入主题词轮排索引。

（2）从轮排索引中选择需要的主题词并点击该主题词，进入主题词注释界面，得到主题词及其英文名称、款目词、树状结构号、相关参见、标引注释、检索注释、历史注释、主题词注释、树形结构等。

（3）"检索选项"中的"不扩展"，表示只检索用该主题词标引的文献；"扩展"表示检索用该主题词及其所有下位词标引的文献；"加权检索"表示检索以标引为主要主题词的文献，即要求检索出的文献"少而精"。

（4）系统给出允许组配的副主题词列表可以选择全部副主题词，也可选择某一个或某几个副主题词，点击"查找"后，显示检索结果。

当一个检索课题含有多个主题词时，上述的操作需重复多次，直至最后一个主题词检索完毕，然后进入"检索"状态，对所检出的多个检索式进行逻辑组配。

4. 分类检索 分类检索提供分类号、类名和分类导航三种检索方式。

（1）类名检索 在"检索入口"下拉列表框中选择"类名"，在检索框中输入类目名称，或移动滚动条从分类名索引中选词检索。

（2）分类号检索 在"检索入口"下拉菜单中选择"分类号"，然后在检索提问框输入已知的分类号进行检索，或通过移动滚动条从分类号索引中选择分类号进行检索。

（3）分类导航 《中国图书馆分类法·医学专业分类表》是 CBM 分类标引和检索的依据。按照聚类体系对所收集的文献进行归类。检索时，鼠标（逐级）双击分类类目，得到下位类目直至文献记录。

5. 期刊检索 期刊检索的检索入口提供了刊名、出版地、出版单位、期刊主题词和 ISSN，页面的下方是期刊分类导航，可供浏览检索。

6. 作者检索 在作者检索页面的"作者姓名"框中输入作者姓名或者姓名片段，点击"查找"按钮即可查找该作者发表的文献。如果勾选"第一作者"，则查找的是该作者作为第一作者发表的文献。检索结果以题录格式显示。

7. 机构检索 机构检索可以检索指定机构及作为第一机构时论文发表情况和被引用的情况。可以利用机构分类导航，也可以直接在机构检索页面的检索框中输入机构的名称后点击"查找"按钮。

此外，还有基金检索和引文检索等。基金检索可查找特定基金项目成果发表情况。引文检索支持从被引文献题名、主题、作者／第一作者、出处、机构／第一机构、资助基金等途径查找引文，显示文献在生物医学领域的引用情况。

（三）检索结果处理

CBM 的输出共有三种形式：显示、保存与打印。

检索结果的显示格式有题录、文摘和详细三种格式可供选择。在检索结果显示页面，可对需要输出的记录做标记，选择输出范围为"标记记录"选择保存格式，进行保存或打印。也可将所标记的记录信息发送到 E-mail 邮箱。此外，在检索结果显示页面，点击要下载全文的文献名称旁边的"维普全文链接"按钮，即可下载该文献的全文。

二、中国知识基础设施工程（CNKI）

中国知识基础设施工程（China National Knowledge Infrastructure，CNKI）是以实现全社会知识资源传播共享与增值利用为目标的信息化建设项目，于 1999 年 6 月由清华大学、清华同方发起组建。CNKI 亦解读为"中国知网"（China National Knowledge

Internet）的英文简称。中国知网由中国学术期刊（光盘版）电子杂志社、同方知网（北京）技术有限公司主办，是基于"中国知识资源总库"的全球最大的中文知识门户网站。

（一）主要数据库

CNKI 资源覆盖自然科学、工程技术、农业、哲学、医学、人文、社会科学等领域。分为十大专辑：基础科学、工程科技Ⅰ、工程科技Ⅱ、农业科技医药卫生科技、哲学与人文科学、社会科学Ⅰ、社会科学Ⅱ、信息科技、经济与管理科学。主要包括了以下数据库。

1. 期刊 中国学术期刊网络出版总库（China Academic Journal Network Publishing Database，CAJD）以学术、技术、政策指导、高等科普及教育类期刊为主。

2. 学位论文 中国博士学位论文全文数据库和中国优秀硕士学位论文全文数据库，是目前国内相关资源最完备、质量最高、动态更新及时的中国优秀博硕士学位论文全文数据库。目前，累计博硕士学位论文全文文献 300 多万篇。

3. 会议 中国重要会议论文全文数据库和国际会议论文全文数据库，重点收录1999 年以来，中国科协系统及国家二级以上的学会、协会高校、科研院所，政府机关举办的重要会议以及在国内召开的国际会议上发表的文献。

4. 报纸 中国重要报纸全文数据库，收录 2000 年以来中国国内公开发行的 500 多种重要报纸刊载的学术性、资料性文献。

5. 图书 图书数据库的文献来源于各个国际著名出版商，涵盖科学、生物医学、化学、哲学、药剂学、地球科学、教育学、物理学、社会科学、心理学等学科领域。

6. 年鉴 中国年鉴网络出版总库的文献来源于中国国内的中央、地方、行业和企业等各类年鉴的全文文献。

7. 工具书 中国工具书网络出版总库，集成了近 200 家知名出版社的 3000 余部工具书，类型包括语文词典、双语词典、专科辞典、百科全书图录、表谱、传记、语录、手册等。

8. 专利 中国专利全文数据库（知网版）和海外专利摘要数据库（知网版），可以通过申请号、申请日、公开号、公开日、专利名称、摘要、分类号、申请人、发明人、优先权等检索项进行检索。

9. 标准 中国标准题录数据库、国外标准题录数据库、国家标准全文数据库和中国行业标准全文数据库，可以通过标准号、中文标题、英文标题、中文关键词、英文关键词、发布单位、摘要、被代替标准和采用关系等检索项进行检索。

（一）检索方法

CNKI 采取了一框式的检索方式，用户只需要在文本框中直接输入自然语言（或多个检索短语）即可检索，简单方便。一框式检索默认为检索文献。文献检索属于跨库检索，目前包含的文献类数据库有期刊、博士、硕士、国内重要会议、国际会议、报纸和年鉴七个库。也可以只选择单个数据库进行检索。中国学术期刊网络出版总库是 CNKI 的核心数据库之一，在此重点介绍该数据库的检索方法和途径。

中国学术期刊网络出版总库提供了初级检索、高级检索、专业检索、作者发文检索、句子检索和一框式检索。

1. 初级检索 在 CNKI 主页上默认的"文献检索"即为初级检索，该初级检索框不支持 OR、AND 等逻辑检索式。初级检索适用于简单的或者条件少的模糊检索，检索结果专指性不强，查准率较低。

在检索框下拉列表项"主题、关键词、篇名、全文、作者、单位、摘要、被引文献、中图分类号、文献来源"中点击所要的检索字段，再输入相应的检索词，单击"检索"图标按钮，即切换为"检索 – 中国知网"页面窗口，显示检索到的文献。检索结果默认的排序为"主题排序"，即按照词频、相关度由高到低递减排列。如果只是初级检索期刊，则在初级检索结果页面的上方单击"期刊"标签即可。需要对检索结果进行进一步限定时，可输入新的检索条件，然后点击检索框右边的"结果中检索"按钮，则当前输入检索条件与前一次的检索结果进行"逻辑与"的运算，即"二次检索"。

2. 高级检索 在 CNKI 主页上点击检索框右侧的"高级检索"按钮，即可打开高级检索页面。高级检索提供多个检索条件框，具有多种逻辑运算功能，检索效率和检索结果的精度更高。

3. 专业检索 打开高级检索页面，单击"专业检索"标签切换到"专业检索"页面。专业检索是所有检索方式里面比较复杂的一种检索方法，需要输入检索式来检索，并且确保所输入的检索式语法正确，这样才能检索到想要的结果。如果在期刊库中进行专业检索，首先要明确期刊库的可检索字段有哪些，分别用什么字母来表示。构造专业检索式需要注意以下几点。

（1）选择检索项 SU= 主题，TI= 题名，KY= 关键词，AB= 摘要，FT= 全文，AU= 作者，FI= 第一作者，AF= 作者单位，JN= 期刊名称，RF= 参考文献，RT= 更新时间，PT= 发表时间，YE= 期刊年，FU= 基金，CLC= 中图分类号，SN=ISSN，CN=CN 号，CF= 被引频次，SI=SCI 收录刊，EI=EI 收录刊，HX= 核心期刊。

（2）逻辑组合检索 多个检索项的检索表达式使用 AND、OR、NOT 逻辑运算符进行组合，逻辑符号的前后要空一个字节；三种逻辑运算符的优先级相同，如要改变组合的顺序，使用英文半角圆括号"（ ）"将条件括起。

（3）符号 所有符号和英文字母都必须使用英文半角字符。

4. 作者发文检索 打开高级检索页面，单击"作者发文检索"标签切换到"作者发文检索"文献页面。若检索作者发文期刊，可在"高级检索"页面上方点击"期刊"再单击"作者发文检索"标签，切换到"作者发文检索"期刊页面。

5. 句子检索 用来检索文献正文中包含的某一句话，或者某一个词组的文献。打开高级检索页面，单击"句子检索"标签切换到"句子检索"文献页面。如果检索期刊，则在"高级检索"页面上方点击"期刊"，再单击"句子检索"标签切换到"句子检索"期刊页面，在该页面的检索条件框中输入期刊正文中要包含的那句话或者词组，点击

"检索"按钮。

6. **一框式检索**　打开高级检索页面，单击一框式检索标签切换到"一框式检索"文献页面，点击窗口上方的"期刊"，则切换到"一框式检索"期刊窗口。在检索框中输入检索词后，点击"检索"按钮即可。

（二）检索结果处理

1. 检索结果的显示和保存　中国学术期刊网络出版总库以题录、摘要及全文等不同形式显示检索结果。在检索结果页面勾选想要的文献，点击"导出／参考文献"按钮打开"文献管理中心－文献输出"页面，再在该页面左侧"文献导出格式"框中选择所要的格式，点击"复制到粘贴板"按钮，可将检索结果保存为文本、Excel 或 Word 文件。

2. 在线阅读全文及下载　在检索结果页面中，可在线阅读全文，也可将文献下载为 CAJ 和 PDF 格式。

三、中文科技期刊数据库

中文科技期刊数据库（China Science and Technology Journal Database，CSTJ）是由重庆维普资讯有限公司推出的期刊全文检索系统。收录了 14000 余种期刊，其中现刊 9400 余种，包括中文医药卫生类现刊 1242 种。CSTJ 数据库涵盖社会科学、经济管理、图书情报、教育科学、自然科学、医药卫生、农业科学和工程技术 8 个专辑，专辑下细分为 28 个专题，所收录的文献按照《中国图书馆分类法》进行分类标引。

（一）检索方法

在检索页面，默认"期刊文献检索"提供的检索方式有基本检索、传统检索、高级检索、期刊导航、检索历史。

1. 基本检索　基本检索是维普期刊资源整合服务平台提供的默认检索方式，操作简单快捷。默认有两排检索框，可以根据需要点击每栏前后的"＋"或"－"来增加或减少检索框，最多可增加至 5 个。每个检索框提供了 14 个检索字段，还可以设置时间范围、期刊范围和具体学科，点击"检索"按钮即可显示检索结果列表。在基本检索结果页面的基本检索区域中再次输入检索条件点击选择"重新搜索""在结果中搜索""在结果中添加"或者"在结果中去除"，可以进一步优化检索结果。

2. 传统检索　传统检索指 2004 年以前所采用的检索方法，这种方法目前仍可使用。传统检索主界面的左侧提供了 22 个分类的导航和 10 个检索入口，也可通过设置期刊范围、时间范围或最近更新等对检索结果进行限定检索。

3. 高级检索　在"期刊文献检索"窗口中点击"高级检索"标签，即可进入高级检索页面。高级检索的检索字段在"传统检索"的 10 项上又增加了"作者简介""基金资助""栏目信息"3 项。高级检索提供两种方式：向导式检索和直接输入检索式检索。

4. 期刊导航　在"期刊文献检索"窗口中点击"期刊导航"标签，即可进入期刊导航检索页面，包含 3 种检索方式。

（1）直接检索 在期刊导航检索页面的检索框中输入期刊名称或 ISSN 号码，点击"期刊检索"按钮，即显示刊名列表，在刊名列表中点击所要的刊名即显示该期刊的详细信息页。

（2）按字母顺序查找 在"按字顺查"中点击期刊名称的汉语拼音首字母，显示该字母开头的刊名列表，在刊名列表中点击所要的刊名，即显示该期刊的详细信息页。

（3）导航检索 导航检索提供了"期刊学科分类导航""核心期刊导航""国内外数据库收录导航""期刊地区分布导航"，点击其中一种导航进行查找，查到所要的期刊后，点击刊名即可显示该期刊的详细信息页。

5. 检索历史 系统自动保存最近的 20 条检索表达式记录，每条记录包括检索序号、命中文献数、检索表达式及检索时间。点击检索表达式查看检索结果，也可从中选择多个检索表达式并用逻辑运算符与（*）、或（+）、非（−）组成更恰当的检索策略。对无用的检索表达式可勾选后点击"删除检索史"按钮进行删除。系统退出后，检索历史清除。

（二）检索结果处理

检索结果的显示页面分两部分，上部分是检索区，供二次检索选择，下部分是检索结果的显示。

1. 检索结果的显示和保存

（1）题录显示 在检索结果显示区域，默认以列表形式显示多篇文章的题录，每条记录包含题名、作者、出处和摘要。点击文献题名，则显示该文献的详细信息和相似文献。

（2）详细显示 点击文献题名，页面显示该文献的详细信息，包括作者、完整的摘要、关键词、机构地区、基金、ISSN 号、分类号、参考文献和相似文献等信息。

（3）检索结果保存 在检索结果页面勾选所要的文献后点击"导出"按钮，显示勾选的文献题录页面，选择所需格式按钮，再点击"复制""导出"或"打印"按钮，即以所选的格式和方式保存勾选的检索结果。

2. 二次检索 在检索结果页面的上方有二次检索方式的选项。输入二次检索的检索条件后，点击检索框下方的"重新搜索""在结果中搜索""在结果中添加"或者"在结果中去除"这四个选项中的一个，单击"检索"按钮即可进行二次检索，进一步优化检索结果。

3. 在线阅读全文及下载 在检索结果页面中，单击"在线阅读"按钮打开该文献的在线阅读窗口，即可在线阅读全文。在检索结果显示页面，点击"下载全文"按钮，即可下载 PDF 格式的文献全文。

四、万方数据知识服务平台

（一）主要数据库

万方数据知识服务平台（Wanfang Data Knowledge Service Platform）包含中国学术期刊数据库（CSPD）、中国学位论文数据库（CDDB）、外文文献数据库、中国学术会议文献数据库（CCPD）、中外专利数据库（WFPD）、中外标准数据库（WFSD）、中国科技成果数据库（CSTAD）、中国法律法规数据库（CLRD）、中国特种图书数据库（CSBD）、中国机构数据库（CEOD）、中国专家数据库（CESD）、中国学者博文索引库（WFBID）、OA 论文索引库等数据库。

1. 中国学术期刊数据库（China Science Periodical Database，CSPD） 包括中文期刊和外文期刊，其中中文期刊收录了 8000 余种，核心期刊约 3200 种，年增 300 万篇，每周更新两次，涵盖了自然科学、工程技术、医药卫生、哲学政法、社会科学等各个学科；外文期刊主要来源于 NSTL 外文文献数据库以及牛津大学出版社等国外出版机构。从 2008 年起，中华医学会出版的一系列医学核心期刊的电子版仅在万方数据的检索平台上提供检索。

2. 中国学位论文数据库（China Dissertation Database，CDDB） 包括中文学位论文和外文学位论文，中文学位论文收录始于 1980 年收录中文学位论文共计 524 万多篇，年增 30 万篇，涵盖工业技术、人文科学、社会科学医药卫生、航空航天、环境科学等各学科领域；外文学位论文收录始于 1983 年，累计收藏 11.4 万余册，年增量 1 万余册。

3. 外文文献数据库 包括外文期刊论文和外文会议论文的全文资源。外文期刊收录了 1995 年以来世界各国出版的 20900 种重要学术期刊，每年增加论文约百万余篇，每月更新，原文传递；外文会议论文收录了 1985 年以来世界各主要学会协会、出版机构出版的学术会议论文。

（一）检索方法

万方数据知识服务平台提供了快速检索、高级检索和专业检索三种检索方式。

1. 快速检索 平台主页上半部分为检索区，默认为跨库快速检索。下半部分为服务推广、热门文献、热搜词链接、专题聚焦、科技动态、基金会议、万方资讯等相关链接。

主页检索区默认快速检索方式，可点击"全部""期刊""学位会议""专利""科技报告""成果""标准""法规""地方志"或者"视频"按钮切换数据库，然后在搜索框中输入搜索条件进行检索。

点击"全部"检索框，框中提示"题名、关键词、摘要、作者、作者单位"等检索字段，选择想要的检索字段后输入检索词，点击"检索"按钮即在全库中进行检索。在主页检索区点击"期刊"，则在检索框提示选择题名、作者、作者单位、关键词、摘要、刊名、基金等检索字段。然后输入相应的检索词，点击"检索"按钮在期刊库中进行检索。在其他的数据库资源中进行快速检索，操作也一样。根据检索框提示的字段输入相应的检索词信息，点击"检索"按钮即可。

2. 高级检索 可以在指定的范围内，通过增加检索条件检索到更加复杂需求的信息。点击主页面上方的检索框右侧的"高级检索"按钮，主页面切换为"高级检索"页面。通过点击"+"或"−"号来添加或者删除一组检索条件框。

（1）选择文献类型 根据检索需要，在期刊论文、学位论文、会议论文、专利、中外标准、科技成果、法律法规、科技报告和新方志中勾选一个或多个。

（2）选择检索字段 点击检索字段框下拉列表中所需要的检索字段。

（3）输入检索词 在检索条件框中输入该字段相对应的检索词。

（4）选择逻辑运算符 在检索条件之间选择布尔逻辑"与""或""非"运算。

（5）选择发表时间 在发表时间的下拉列表中选择年度范围。

（6）精确和模糊匹配 精确是检索结果中包含与检索词完全相同的词语；模糊是指检索结果包含检索词或检索词中的词。

（7）检索历史 是指当执行检索时，检索历史中记录每一个检索步骤，用户可再利用检索步骤号进行组配检索。

3. 专业检索 专业检索比高级检索功能更强大，但它要求检索人员根据系统的检索语法使用检索词和检索符号编制检索式进行检索，适用于熟练掌握检索技术的专业检索人员。专业检索界面提供了一个检索表达式输入框，在该框中输入检索式，勾选文献类型后，在"发表时间"的下拉列表中选择年度范围，点击"检索"按钮即可。可以点击"推荐检索词"，搜索相关推荐词，用于编制检索式。

（二）检索结果处理

在检索结果页面，系统默认为按相关度排序，可以切换为按出版时间、被引频次排序；每页默认显示 20 条，可以切换为 30 条或 50 条。

1. 检索结果的显示和保存

（1）详细模式 在检索结果显示区域，默认以详细模式显示多篇文献的题录，每条记录包含标题、作者、出处、摘要和关键词等信息。题录提供了题名、作者名、文献关键词、文献出处等链接支持。在检索结果页面点击题名，打开新的页面显示该文献的详细信息，含摘要、关键词、作者、作者单位、刊名、年卷（期）、所属期刊栏目、分类号、页数和页码等，还有参考文献、相关文献、相关博文、相关视频、相关主题、相关机构和相关学者等链接支持。

在检索结果页面点击作者名，打开新的页面窗口显示该作者的所有文献检索结果，仍以列表形式显示多篇文章的题录；点击文献关键词，换页面窗口显示增加二次检索条件为该关键词的检索结果，仍以列表形式显示多篇文章的题录；点击文献出处则打开新的页面窗口显示该出处的详细信息。

（2）精简模式 呈表格显示，比详细模式简单，只显示论文标题、作者、来源、时间、被引和下载次数。其中，标题、作者、来源提供了链接支持，点击后打开的页面内容与详细模式下的链接相同。各种显示格式界面都有查看全文的链接按钮，万方数据所有全文都支持 PDF 格式显示。查看全文要注册交费。

（3）检索结果保存　在检索结果页面勾选所要的文献后点击"导出"按钮，显示勾选的文献题录的导出页面，在该页面点击所需选项，再点击"复制"或"导出"按钮，即以所选的格式和方式保存勾选的检索结果。

2. 二次检索　在检索结果页面的上方，提供了二次检索区域。在该区域的字段选项"标题""作者""关键词""刊名""起始年"和"结束年"等框中输入检索值，点击检索框下方的"在结果中搜索"按钮，即可进行二次检索，进一步优化检索结果。

3. 在线阅读全文及下载　在检索结果页面点击"在线阅读"按钮，或者在文献的详细信息页面点击"在线阅读"按钮，打开该文献的在线阅读页面，在线阅读全文。在检索结果页面点击"下载"按钮，或者在文献的详细信息页面点击"下载"按钮，即可下载文献的 PDF 格式全文。

五、PubMed 数据库

PubMed 是由美国国立医学图书馆（National Library of Medicine，NLM）下属的美国国立生物技术信息中心基于因特网开发的，以 MEDLINE 为核心的生物医学文献检索系统。PubMed 收录了从 1950 年至今，全世界 80 多个国家和地区出版的 5600 多种生物医学核心期刊的文献题录和文摘，现累计文献量达 3000 多万篇。PubMed 数据库提供了 MEDLINE、PreMEDLINE 以及最新版医学主题词表（MeSH）等检索服务；在全文服务方面，PubMed 提供了部分免费的全文文献或全文链接。PubMed 数据库自 1997 年 6 月向全球用户提供 Internet 免费访问。由于其用户界面友好、收录文献范围广泛、检索功能齐全、使用方便快捷、数据库更新快、链接功能强大，已成为目前国际上较权威的、使用频率最高的生物医学文献数据库。

（一）PubMed 检索技术

1. 布尔逻辑检索　PubMed 可进行 AND、OR、NOT 布尔逻辑运算，逻辑运算符大小写不限。若同时输入多个检索词，检索词之间用空格连接，系统默认检索词之间的关系是逻辑 AND。当检索式中存在多种逻辑关系时，按从左到右的顺序运算，加括号可改变运算的顺序。

2. 检索词的自动匹配功能　在检索式输入框内输入检索式（包括单词、词组、多个检索词或逻辑组配检索式），系统依次到 MeSH 转换表（MeSH Translation Table）、刊名转换表（Journals Translation Table）、短语表（Phrase List）、著者索引（Author Index）中进行词语的核对、转换和检索。如果在 MeSH 转换表中找到了相匹配的检索词，系统用 MeSH 词和 Text Word 词（TI、AB、MH、NM、PS、OT 等字段中的词）一起进行检索。该功能可以实现词语的自动转换，使文献查找的操作变得简便易行，提高查全率。如果在 MeSH 转换表中未找到匹配的检索词，系统继续到刊名转换表、短语表和著者索引中进行匹配检索。如果在上述表中都找不到匹配的短语，系统将短语拆小，继续搜索，短语断开部分的逻辑关系是 AND。如果还是找不到匹配词，将到所有字段中去搜索这些单词，单词之间的逻辑关系也是 AND。

3. 精确检索 又称强制检索功能，即对检索词加上双引号。对于有引号的检索词，系统不进行自动词语匹配和扩展检索，而是将其看作一个紧紧相连的词组在数据库的所有可检字段中进行检索。

4. 截词检索 在检索词中使用通配符 *，可实现截词检索。截词检索时 PubMed 会关闭自动词语匹配功能，在所有字段中执行截词检索。

5. 限定检索 分为检索结果的限定和字段限定两种。检索结果的限定：PubMed 的过滤器可将检索结果限定于指定的年限、语种、年龄组、研究对象、性别、文献类型等，以便使检索结果更精确；字段限定：在检索词后加上字段名称进行字段限定检索，其字段限定检索符号为 [ ]。

（二）PubMed 检索方式

进入 PubMed 主页面，页面上部是检索区，包括基本检索（basic search）、高级检索（advance search）及帮助（help）；页面中部为 PubMed 的 3 个专栏：使用指南、检索工具、其他资源；底部是 NCBI 资源总览及帮助系统汇总。此外，在主页的顶部，PubMed 还提供了 Resource 和 My NCBI 个性化服务。

主界面可选择 PubMed、Protein、Nucleotide 等 NCBI 提供的其中一个或全部数据库进行检索。主要检索方法有基本检索、高级检索、主题词检索等。检索词必须为英文词汇。

1. 基本检索（basic search） 在 PubMed 数据库主界面的检索式输入框中，可输入单个或多个检索词（关键词、作者、主题词、刊名等），也可输入包含逻辑运算符的检索表达式。如果词与词之间是空格，系统默认为逻辑与运算。需要注意的是主题词是查 MeSH 表得到的，如果在基本检索状态下输入主题词，要保证输入的词是主题词。在检索结果的右侧有检索细节（search details），主要表明用户输入的检索词，PubMed 数据库是如何自动匹配的，对检索结果满意接受，不满意可以在此修改后再次检索。

通过 PubMed 进行作者检索，其检索规则是姓在前用全称，名在后用首字母。也可以利用作者字段限定检索，即在作者姓名之后加上作者字段符 [AU]。PubMed 数据库收录中国作者发表的文献时，作者的姓名采用汉语拼音，所写的方法与西方作者相同。

检索期刊时，在检索框中输入刊名全称、标准的 MEDLINE 刊名缩写或期刊的 ISSN 号，通过"自动词语匹配"功能，系统自动检索出该刊被 PubMed 收录的文献。中文期刊用汉语拼音输入；英文刊名直接输入即可。

在 PubMed 的基本检索中还可以进行限定字段检索、截词检索、精确检索、布尔逻辑检索，详见前面"（一）PubMed 检索技术"。

2. 高级检索（advanced search） 高级检索界面主要由三部分组成：search box（检索提问区）、search builder（检索构建器）、检索史（search history）构成。

（1）检索提问区（search box） 可在该区域直接输入检索词、检索式，也可以自动接受 search builder 显示的检索词，形成最终检索式后，单击 search 进行检索。

（2）构建器检索（search builder） 它是高级检索最主要的使用方式。检索时，先在构建器左侧检索项的下拉菜单中选择合适的字段，然后在检索框中输入检索词（点击右侧的 show index list，弹出的索引词表显示检索词的相关词及其结果数，帮助用户正确选词），如果需要多行检索，需要点击逻辑关系下拉菜单，选择逻辑关系 AND、OR、NOT。最后点击下方的 search 执行检索。点击"add to history"，则在下方的检索历史区直接显示检索结果数量，可根据检索结果的数量决定是否调整检索策略。

（3）检索历史（search history） 可以显示本次检索的所有检索式，包括检索序列号、添加到检索构建器（add to builder）键、检索式（query）、检索结果数量（terms found）及检索时间（time）。单击检索式序号，在弹出的选项窗口，可选择对检索式进行 AND、OR、NOT 逻辑组配检索、delete（删除检索式）、details（显示检索细节）、show（分类检索结果）、save in My NCBI（保存到 My NCBI）。检索历史中最多保存100 条检索式，超过100 条，系统自动删除最早的检索式，检索历史最多可保留 8 个小时。

3. 主题词检索（MeSH search）

（1）MeSH Database（医学主题词数据库） 是美国国立医学图书馆用于标引文献的主题词表，能帮助读者优化检索策略，提高查准率。通过 MeSH Database，可以从款目词引见 MeSH 词，看到 MeSH 词的定义和历史注释。点击检索到的主题词，进入主题词细节页面，可进行副主题词限定检索，选择下位词或上位词检索，可对主题词进行加权检索（restrict to MeSH major topic），还可选择下位词是否扩展检索。

（2）检索步骤 点击主页 MeSH Database 按钮，输入英文检索词，点击 search。①如果输入的检索词对应着唯一的主题词，PubMed 直接进入主题词细节页面，可直接选择需要的副主题词，点击右侧的 add to search builder，再点击 search PubMed 按钮，完成检索。②如果输入的检索词对应着多个主题词，则需要选择合适的主题词。如果不选择副主题词可直接点击右侧的 add to search builder，再点击"search PubMed"按钮，完成检索。如果需要选择副主题词，则点击主题词链接，进入主题词细节页面，按①的步骤完成检索。③如果没有显示任何主题词，说明该词或词组没有对应的主题词，则需要调整词汇，或把该词作为自由词在基本检索中进行检索。

（三）检索结果处理

PubMed 系统检索结果分为显示、保存、打印三个部分。

1. 检索结果显示 对于 PubMed 的检索结果，可以更改显示格式（format）、排序方式（sort by）和每页显示记录数（per page）。

（1）检索结果显示格式（format）

① summary 系统默认的显示格式，即题录格式。

此种格式包含每条记录基本的引文信息，如文献标题、作者、缩写刊名、出版年月、卷期起止页码、PMID 识别号、记录状态及相似文献（similar articles）链接，如果可以免费获取全文，该条记录则有"free article"或"free PMC article"标识。

② summary（text） summary 格式的文本形式，便于复制粘贴。

③ abstract 此种格式除了包含 summary 格式的所有信息外，还包含文献摘要、作者单位、出版类型、关键词等信息。以 abstract 格式显示可获得更多的原文链接。

④ abstract（text） abstract 格式的文本形式，便于复制粘贴。

⑤ MEDLINE 采用 MEDLINE 光盘数据库的著录格式，采取字段标识符缩写的格式显示整条记录中的全部字段信息，是字段显示最全的格式。

⑥ XML 显示 XML 格式的记录信息，便于将检索结果在 Web 上进行转换和描述。

⑦ PMID List 仅显示每条记录的 PMID 号，是显示字段最少的显示格式。

（2）检索结果排序（sort by） 默认按最近新增（most recent）排序，用户还可根据需要，选择 best match（最匹配）、出版时间（publication date）、第一作者（first author）、末位作者（last author）、刊名（journal）和篇名（title）排序。

（3）检索结果显示数量（per page）默认每页显示 20 条记录，用户可根据浏览的需要进行更改设置，选择每页显示 5、10、20、50、100 或 200 条。

2. 保存检索结果 在 PubMed 检索结果显示页面上，send to 按钮提供了 7 种保存及输出方式。保存检索结果时，在记录左边的复选框进行勾选，如果不打标记，则默认为全选。选用 send to 进行操作。

① file（文件） 将检索结果以文本形式保存到本地计算机的指定文件夹。

② clipboard（剪贴板） 将检索结果保存到临时的粘贴板中。最多保存记录数为500 条，8 小时后自动清空。适用于将多个检索式检索到的文献集中保存到一个文件中。

③ collections（集合） My NCBI 用户可多次保存不同检索式的结果，形成多个集合，并进行删除、合并等管理操作。

④ e-mail（电子邮件） 将检索结果（≤ 200 条）发送到指定的电子邮箱。

⑤ order（订购） 向 NLM 订购检索结果的原文。

⑥ My bibliography（我的参考文献） My NCBI 用户可将检索结果保存到 My NCBI中的我的参考文献中。

⑦ Citation manager（文献管理器） 将检索结果保存在参考文献管理软件中。

3. 打印 打印检索结果有两种方式，即保存文本格式进行打印或者直接用浏览器中的打印功能，打印显示的页面（html 格式）。

六、Springer Link 数据库

Springer Link 是 Springer 出版社于 1996 年正式推出的产品，是全球首个电子期刊网络版全文文献服务系统，目前已经发展成为一个将期刊图书、会议录、电子参考书和丛书整合于一体的电子出版物平台，涉及学科有生命科学、医学、数学、化学、计算机科学、经济、法律、工程学、环境科学、物理学和天文学。Springer Link 可访问的在线全文电子期刊 3400 余种、电子图书 230000 余种、电子参考工具书 900 多种、电子丛书

6000 多种。

Springer Link 提供的网络版全文期刊划分为 2 个学科，与医学相关的学科有 biomedical（生物医学）、life sciences（生命科学）、medicine（医学）、public health（公共卫生）等学科。

（一）检索方式

登录 Springer Link 主页，左侧上面为学科分类（24 个学科），右侧下面为 Springer Link 推荐的特色期刊和特色图书。Springer Link 提供分类检索、基本检索和高级检索 3 种检索方式。

1. 分类检索　在 Springer Link 主页，检索输入框下面左端标识 browse by discipline，按学科名称字顺排序。点击相应的学科名称，系统显示该学科的全部文献展开之后可以按文献类型、子学科、语种进一步检索。

2. 基本检索　Springer Link 主页界面默认的为基本检索窗口，直接在主页进行检索。基本检索对话框内可输入英文关键词或词组，也可以编辑简单的检索式，系统将会在"全文"字段内进行检索。

检索过程中，合理地使用检索字段和检索运算符构建检索式，可以使检索结果更为精确。系统支持的检索技术包括：

（1）布尔逻辑运算　包括 AND、OR、NOT。

（2）短语搜索　检索时将英文双引号内的几个词作为一个词组来看待。例如检索 "Chinese medicine"，只检索到 Chinese medicine 这个词组。

（3）支持通配符　当输入某个检索词时，系统自动进行截词搜索，可以检索到一个词根的所有形式，且不需要用户输入符号。"*"代表 0～N 个字符，"?"代表一个字符。

（4）支持化学符号和数学方程式搜索　当输入化学符号或数学方程式时最好用""括起来。Springer Link 系统有自动纠错功能。如果在检索词对话框内输入错误的词，系统将会自动纠正为正确的词，并且在结果显示时以黄色背景显示纠正的词。

（5）作者检索　中文作者用汉语拼音，按照名前姓后的顺序，英文作者用自然语序，直接输入即可。

3. 高级检索　点击基本检索对话框右端"open search options"选择"advanced search"，系统进入高级检索。在高级检索界面用户可以选择检索区域，并对检索范围和检索结果按排序方式进行选择。

高级检索有 6 种检索选项：with all of the（逻辑与）、with the exact phrase（精确的短语）、with at least one of the words（逻辑或）、without the words（逻辑非）、where the title contains（在标题范围内进行检索）、where the author/editor is（作者 / 编者），可对出版物类型和出版时间范围进行限定检索。

（二）检索结果的处理

1. 检索结果排序（sort by） 检索结果显示页面的顶端，显示检索结果的排序方式：relevance（最相关的排在最前面）、newest first（最新的文献排在前面）、oldest first（最老的文献排在前面），系统默认把最新的文献排在最前面。

2. 检索结果过滤（refine your search） 在检索结果显示页面的左端，通过文献类型、学科、亚学科、语言等把检索结果进行过滤。

3. 题录格式显示检索结果 在检索结果显示页面的中间是以题录格式显示结果文献题名、部分文摘内容、出处、作者以及所能提供的全文格式链接。检索结果题录格式显示页面的右上角点击进行 RSS 订阅服务。

4. 文摘格式显示检索结果 点击题名链接显示该文献的文摘格式，摘要形式显示除题录信息内容外，还显示该文全部摘要内容、详细的参考文献、作者基本信息、期刊基本信息等。检索结果可以通过多种方式输出：保存、E-mail 或打印。

5. 全文显示 全文显示有 HTML 和 PDF 两种显示格式。

（王花欣、王彤、马柯）

第十一章　科研申报书的填写规范

第一节　科研基金的申请渠道

科研项目的选题来源分为纵向课题与横向课题两种。纵向课题大致分为四个级别，即国家级、省（直辖市）部级、局级、单位自选；横向课题是指国内外企、事业单位委托项目或合作项目，另外还有名人基金等。

一、纵向课题资助

纵向课题资助包括国家级、省部级、厅局级等资助。

国家级资助主要包括国家科技重大专项、国家重点研发计划、技术创新引导专项（基金）、基地和人才专项、国家自然科学基金。整合形成的上述五类科技计划（专项、基金等）既有各自的支持重点和各具特色的管理方式；又彼此互为补充，通过统一的国家科技管理平台，建立跨计划协调机制和评估监管机制，确保五类科技计划（专项、基金等）形成整体，既聚焦重点，又避免交义重复。

（一）国家科技重大专项

国家科技重大专项是为了实现国家目标，通过核心技术突破和资源集成，在一定时限内完成的重大战略产品、关键共性技术和重大工程。聚焦国家重大战略产品和产业化目标，解决"卡脖子"问题。进一步改革创新组织推进机制和管理模式，突出重大战略产品和产业化目标，控制专项数量，与其他科技计划（专项、基金等）加强分工与衔接，避免重复投入。国家科技重大专项是我国科技发展的重中之重，其中新药专项是为了满足人民日益增长的健康需要，促进医药健康产业发展，充分发挥市场经济优势，传承和发展传统医药，通过原始创新、集成创新和引进消化再创新，使国家新药科技创新能力达到国际先进水平，加速我国新药研发从以仿制为主向以自主创新为主转变，新药产业从大国向强国转变。

新药专项针对严重危害我国人民健康的 10 类（种）重大疾病（恶性肿瘤、心脑血管疾病、神经退行性疾病、糖尿病、精神性疾病、自身免疫性疾病、耐药性病原菌感染、肺结核、病毒感染性疾病以及其他常见病和多发病等），重视儿童和罕见病用药，围绕新药研发和产业化过程中的重大科技问题，突破一批制约新药创制的核心关键技术，产出一批具有重大临床价值的创新成果和临床亟需的化学药、中药和生物技术药，基本形成具有特色的国家药物创新体系。

新药专项组织实施的基本原则：

1. 创新驱动，需求导向　坚持以科技创新为核心的创新驱动发展战略，面向建设健康中国和世界科技强国，围绕人民健康需要和医药产业发展，坚持进行具有中国特色的自主创新，实现新药创制的跨越式发展。

2. 政府引领，市场主导　充分发挥政府的战略规划引领作用，加大对原始创新等市场失灵领域的支持力度。强化企业在市场中的技术创新主体地位，发挥其在专项目标任务确定、创新投入和资源分配、创新成果产业化和市场拓展等方面的重要作用。

3. 人才为先，众创发展　坚持人才是第一创新资源，形成有规模、有质量、有结构、有活力的国家新药创制人才体系，推动创新模式由"小众、单点、封闭"向"大众、多点、开放"模式转变，充分调动广大创新主体的活力。加大高层次人才引进培养力度，充分发挥高层次人才在任务组织实施中的作用。

4. 重点突出，统筹协调　强化顶层设计，突出战略重点，聚焦主攻方向，找准核心科学问题，实现重点突破，保障重点任务目标的实现。建立科学规范的管理机制，统筹整合优势科技资源，发挥各部门、各地方政府的作用，加强军民融合，形成"政、产、学、研、用"深度融合的协同创新体制。

5. 优化环境，强化监管　不断完善有利于自主创新、人才聚焦、成果转化的政策环境，促进项目、人才、基地、产业的有机结合；完善"优胜劣汰、动态调整、滚动支持、开放共享"的绩效考评管理体系，强化监督评估；建立分工明确、责权清晰的组织管理体系，优化管理服务、简化监管流程、提升新药专项管理效率，确保研发进度和质量。

（二）国家重点研发计划

国家重点研发计划由原来的国家重点基础研究发展计划（973 计划）、国家高技术研究发展计划（863 计划）、国家科技支撑计划、国际科技合作与交流专项、产业技术研究与开发基金和公益性行业科研专项等整合而成，是事关国计民生的重大社会公益性研究，为国民经济和社会发展主要领域提供了持续性的支撑和引领。

当前，从"科学"到"技术"到"市场"演进周期大为缩短，各研发阶段边界模糊，技术更新和成果转化更加快捷。为适应这一新技术革命和产业变革的特征，新设立的国家重点研发计划，着力改变现有科技计划按不同研发阶段设置和部署的做法，按照基础前沿、重大共性关键技术到应用示范进行全链条设计，一体化组织实施。该计划，将根据国民经济与社会发展的重大需求和科技发展优先领域，凝练设立一批重点专项，瞄准国民经济和社会发展各主要领域的重大、核心、关键科技问题，组织产学研优势力量协同攻关，提出整体解决方案。

（三）技术创新引导专项（基金）

按照企业技术创新活动不同阶段的需求，本项基金对发改委、财政部管理的新兴产业创投基金，科技部管理的政策引导类计划、科技成果转化引导基金，财政部、科技部等四部委共同管理的中小企业发展专项资金中支持科技创新的部分，以及其他引导支持企业技术创新的专项资金（基金）进行分类整合。

（四）基地和人才专项

对科技部管理的国家（重点）实验室、国家工程技术研究中心、科技基础条件平台、创新人才推进计划部门，发改委管理的国家工程实验室、国家工程研究中心、国家认定企业技术中心等合理归并，进一步优化布局，按功能定位分类整合。加强相关人才计划的顶层设计和相互衔接，在此基础上调整相关财政专项资金，基地和人才是科研活动的重要保障，相关专项要支持科研基地建设和创新人才、优秀团队的科研活动，促进科技资源开放共享。

（五）国家自然科学基金

国家自然科学基金资助基础研究和科学前沿探索，支持人才和团队建设，增强源头创新能力。

20世纪80年代初，中国科学院89位院士（学部委员）致函党中央、国务院，建议借鉴国际成功经验，设立面向全国的自然科学基金，得到党中央、国务院的首肯。随后，在小平同志的亲切关怀下，国务院于1986年2月14日正式批准成立国家自然科学基金委员会（简称自然科学基金委，英文名称为Natural Science Foundation of China，NSFC）。

自成立以来，在党中央、国务院的正确领导下，在国务院有关部门及广大科技工作者的支持下，自然科学基金委坚持以支持基础研究为主线，以深化改革为动力，确立了依靠专家、发扬民主、择优支持、公正合理的评审原则，建立了科学民主、平等竞争、鼓励创新的运行机制，健全了决策、执行、监督、咨询相互协调的管理体系，形成了以《国家自然科学基金条例》为核心，包括组织管理、程序管理、资金管理、监督保障在内的规章制度体系，形成了包括探索、人才、工具、融合四大系列组成的资助格局。国家自然科学基金聚焦基础、前沿、人才，注重学科交叉，为全面培育我国源头创新能力做出了重要贡献，成为我国支持基础研究的主渠道。2018年，根据《深化党和国家机构改革方案》，自然科学基金委由国务院直属事业单位改由科学技术部管理，依法管理国家自然科学基金，相对独立运行，负责资助计划、项目设置和评审、立项、监督等工作。当前，新一轮科技革命蓬勃兴起，科研范式和组织模式发生了深刻变革，交叉融合成为科学技术发展潮流，应对全球性挑战和满足国家重大需求对源头创新的需求更加迫切。党的十九大明确了建设科技强国的奋斗目标，确定了新时代基础研究发展的新任务、新要求。国家对基础研究高度重视并寄予厚望，基础研究迎来了难得的历史机遇和前所未有的巨大挑战。

习近平总书记深刻指出："基础研究是整个科学体系的源头，是所有技术问题的总机关。""科技领域是最需要不断改革的领域。"新时代应有新面貌、新作为。第八届国家自然科学基金委员会第一次全体委员会议确立了构建新时代科学基金体系的改革目标和深化改革方案。自然科学基金委将认真贯彻党中央、国务院决策部署，按照科技部统一安排，加强党对科学基金事业的领导，深化科学基金改革。将实现：基于科学问题属性分类的资助导向；负责任、讲信誉、计贡献的智能辅助分类评审机制；源于知识体系逻辑结构、促进知识和应用融合的学科布局。

深化科学基金改革将聚焦"明确资助导向、完善评审机制、优化学科布局"三大重点任务。一是明确资助导向。即以及时支持新的科学思想和新概念为目标，以真正解决科学问题为准则，以区分和突出科学属性为依据，统筹推进各类科学属性的基础研究。具体而言，即将科研活动按科学属性分为"鼓励探索、突出原创，聚焦前沿、独辟蹊径，需求牵引、突破瓶颈，共性导向、交叉融通"四种不同类型。二是完善评审机制。着力推进项目申请和评审改革，根据上述四类科学属性，建立与资助导向相适应的评审方法。充分利用信息技术，特别是人工智能等现代手段，实现评审专家与项目申请的科学匹配。建立科学家积极参与的"负责任、讲信誉、计贡献"的评审机制，提升支持基础研究的精准度、公正性和绩效水平，持续提高资助效能。三是优化学科布局。按照知识体系内在的逻辑和结构，构建真正实现重大需求与知识体系相融、基础理论与应用研究贯通的学科布局，切实解决研究内容重复、学科相互隔离等问题。

1.面上项目 面上项目支持从事基础研究的科学技术人员在科学基金资助范围内自主选题，开展创新性的科学研究，促进各学科均衡、协调和可持续发展。

面上项目申请人应当具备以下条件：

（1）具有承担基础研究课题或者其他从事基础研究的经历。

（2）具有高级专业技术职务（职称）或者具有博士学位，或者有两名与其研究领域相同、具有高级专业技术职务（职称）的科学技术人员推荐。正在攻读研究生学位的人员不得申请面上项目，但在职攻读研究生学位人员经过导师同意可以通过其受聘单位申请。

面上项目申请人应当充分了解国内外相关研究领域发展现状与动态，能领导一个研究组开展创新性研究工作；申请人应当按照面上项目申请书撰写提纲和申请书，申请的项目有重要的科学意义和研究价值，立论依据充分，学术思想新颖，研究目标明确，研究内容合理、具体，研究方案可行。面上项目合作研究单位不得超过 2 个，资助期限为 4 年。仅在站博士后研究人员可以根据在站时间灵活选择资助期限，不超过 4 年，获资助后不得变更依托单位。

2021 年，全部面上项目试点基于四类科学问题属性进行分类评审，申请人应当根据要解决的关键科学问题和研究内容，选择科学问题属性，并阐明选择该科学问题属性的理由。申请项目具有多重科学问题属性的，申请人应当选择最相符、最侧重、最能体现申请项目特点的一类科学问题属性。自然科学基金委根据申请人所选择的科学问题属性，组织评审专家进行分类评审。

2.青年科学基金项目 青年科学基金项目支持青年科学技术人员在科学基金资助范围内自主选题，开展基础研究工作，特别注重培养青年科学技术人员独立主持科研项目、进行创新研究的能力，激励青年科学技术人员的创新思维，培育基础研究后继人才。

青年科学基金项目申请人应当具备以下条件：

（1）具有从事基础研究的经历。

（2）具有高级专业技术职务（职称）或者具有博士学位，或者有 2 名与其研究领域相同、具有高级专业技术职务（职称）的科学技术人员推荐。

（3）申请当年 1 月 1 日男性未满 35 周岁【1986 年 1 月 1 日（含）以后出生】，女性未满 40 周岁【1981 年 1 月 1 日（含）以后出生】。

符合上述条件的在职攻读博士研究生学位的人员，经过导师同意可以通过其受聘单位申请。作为负责人正在承担或者承担过青年科学基金项目的（包括资助期限 1 年的小额探索项目以及被终止或撤销的项目），不得作为申请人再次申请。

青年科学基金项目重点评价申请人本人的创新潜力。申请人应当按照青年科学基金项目申请书撰写提纲和申请书。青年科学基金项目资助期限为 3 年。仅在站博士后研究人员可以根据在站时间灵活选择资助期限，不超过 3 年，获资助后不得变更依托单位。

自 2021 年起，青年科学基金项目中不再列出参与者。青年科学基金项目试点基于四类科学问题属性进行分类评审，申请人应当根据要解决的关键科学问题和研究内容，选择其科学问题属性，并阐明选择该科学问题属性的理由。申请项目具有多重科学问题属性的，申请人应当选择最相符、最侧重、最能体现申请项目特点的一类科学问题属性。

3. 地区科学基金项目　地区科学基金项目支持特定地区的部分依托单位的科学技术人员在科学基金资助范围内开展创新性的科学研究，培养和扶植该地区的科学技术人员，稳定和凝聚优秀人才，为区域创新体系建设与经济、社会发展服务。

地区科学基金项目申请人应当具备以下条件：

（1）具有承担基础研究课题或者其他从事基础研究的经历。

（2）具有高级专业技术职务（职称）或者具有博士学位，或者有 2 名与其研究领域相同、具有高级专业技术职务（职称）的科学技术人员推荐。符合上述条件，隶属于内蒙古自治区、宁夏回族自治区、青海省、新疆维吾尔自治区、新疆生产建设兵团、西藏自治区、广西壮族自治区、海南省、贵州省、江西省、云南省、甘肃省、吉林省延边朝鲜族自治州、湖北省恩施土家族苗族自治州、湖南省湘西土家族苗族自治州、四川省凉山彝族自治州、四川省甘孜藏族自治州、四川省阿坝藏族羌族自治州、陕西省延安市和陕西省榆林市依托单位的全职科学技术人员，以及按照国家政策由中共中央组织部派出正在进行三年（含）期以上援疆、援藏的科学技术人员，可以作为申请人申请地区科学基金项目。如果援疆、援藏的科学技术人员所在受援单位不是依托单位，允许其通过受援自治区内可以申请地区科学基金项目的依托单位申请地区科学基金项目。援疆、援藏的科学技术人员应提供依托单位组织部门或人事部门出具的援疆或援藏的证明材料，并将证明材料扫描件作为申请书附件上传。

上述地区的中央和中国人民解放军所属依托单位及上述地区以外的科学技术人员，

以及地区科学基金资助范围内依托单位的非全职人员，不得作为申请人申请地区科学基金项目，但可以作为主要参与者参与申请。正在攻读研究生学位的人员不得作为申请人申请地区科学基金项目。但在职攻读研究生学位人员经过导师同意可以通过其受聘单位申请。无工作单位或者所在单位不是依托单位的人员不得作为申请人申请地区科学基金项目。

为均衡扶持地区科学基金资助范围内的科学技术人员，引导和鼓励上述人员参与面上项目等其他类型项目的竞争，提升区域基础研究水平，自2016年起，作为项目负责人获得地区科学基金项目资助累计已满3项的科学技术人员不得作为申请人申请地区科学基金项目，2015年以前（含2015年）批准资助的地区科学基金项目不计入累计范围。

地区科学基金项目申请人应当按照地区科学基金项目申请书撰写提纲、撰写申请书。地区科学基金项目的合作研究单位不得超过2个，资助期限为4年。仅在站博士后研究人员可以根据在站时间灵活选择资助期限，不超过4年，获资助后不得变更依托单位。

4. 优秀青年科学基金项目　优秀青年科学基金项目支持在基础研究方面已取得较好成绩的青年学者自主选择研究方向开展创新研究，促进青年科学技术人才的快速成长，培养一批有望进入世界科技前沿的优秀学术骨干。

依托单位的科学技术人员申请优秀青年科学基金项目应当具备以下条件：

（1）遵守中华人民共和国法律法规及科学基金的各项管理规定，具有良好的科学道德，自觉践行新时代科学家精神。

（2）申请当年1月1日男性未满38周岁【1983年1月1日（含）以后出生】，女性未满40周岁【1981年1月1日（含）以后出生】。

（3）具有高级专业技术职务（职称）或者博士学位。

（4）具有承担基础研究课题或者其他从事基础研究的经历。

（5）与境外单位没有正式聘用关系。

（6）保证资助期内每年在依托单位从事研究工作的时间在9个月以上。

以下人员不得申请优秀青年科学基金项目：

（1）获得过国家杰出青年科学基金或优秀青年科学基金项目资助的。

（2）当年申请国家杰出青年科学基金项目的。

（3）在站博士后研究人员或者正在攻读研究生学位的。

提醒申请人特别注意：2021年优秀青年科学基金项目试行经费使用"包干制"，资助经费不再区分直接费用和间接费用，每项资助经费为200万元。2021年继续执行优秀青年科学基金项目与国家其他科技人才计划统筹衔接的政策，要求同层次国家科技人才计划只能申请或承担一项，不能逆层次申请。2021年度优秀青年科学基金项目计划资助期限为3年。

5. 国家杰出青年科学基金项目　国家杰出青年科学基金项目支持在基础研究方面已取得突出成绩的青年学者自主选择研究方向开展创新研究，促进青年科学技术人才的成长。吸引海外人才，培养和造就一批进入世界科技前沿的优秀学术带头人。

依托单位的科学技术人员申请国家杰出青年科学基金项目应当具备以下条件：

（1）遵守中华人民共和国法律法规及科学基金的各项管理规定，具有良好的科学道德，自觉践行新时代科学家精神。

（2）申请当年 1 月 1 日未满 45 周岁【1976 年 1 月 1 日（含）以后出生】。

（3）具有高级专业技术职务（职称）或者具有博士学位。

（4）具有承担基础研究课题或者其他从事基础研究的经历。

（5）与境外单位没有正式聘用关系。

（6）保证资助期内每年在依托单位从事研究工作的时间在 9 个月以上。

以下人员不得申请国家杰出青年科学基金项目：

（1）获得过国家杰出青年科学基金项目资助的。

（2）正在承担优秀青年科学基金项目的（但资助期满当年可以提出申请）。

（3）当年申请优秀青年科学基金项目的。

（4）在站博士后研究人员或者正在攻读研究生学位的。

特别提醒申请人注意：2021 年国家杰出青年科学基金项目继续试行经费使用"包干制"，资助经费不再区分直接费用和间接费用。2021 年继续执行国家杰出青年科学基金项目与国家其他科技人才计划统筹衔接的政策，要求同层次国家科技人才计划只能申请或承担一项。2021 年度国家杰出青年科学基金项目资助期限为 5 年。

6. 重点项目　重点项目支持从事基础研究的科学技术人员针对已有较好基础的研究方向或学科生长点开展深入、系统的创新性研究，促进学科发展，推动若干重要领域或科学前沿取得突破。

重点项目应当体现有限目标、有限规模、重点突出的原则，重视学科交叉与渗透。有效利用国家和部门现有重要科学研究基地的条件，积极开展实质性的国际合作与交流。

重点项目申请人应当具备以下条件：

（1）具有承担基础研究课题的经历。

（2）具有高级专业技术职务（职称）。

在站博士后研究人员、正在攻读研究生学位人员以及无工作单位或者所在单位不是依托单位的人员不得作为申请人进行申请。

重点项目每年确定受理申请的研究领域或研究方向，发布指南引导申请。申请人应当按照本《指南》的要求和重点项目申请书撰写提纲和申请书，在研究领域或研究方向范围内，凝练科学问题，根据研究内容确定项目名称，注意避免项目名称覆盖整个领域或方向。

重点项目一般由 1 个单位承担。确有必要进行合作研究的，合作研究单位不得超过 2 个。资助期限为 5 年。

2021 年，自然科学基金委继续选择重点项目开展基于四类科学问题属性的分类评审。申请人应当根据要解决的关键科学问题和研究内容，选择科学问题属性，并阐明选择该科学问题属性的理由。申请项目具有多重科学问题属性的，申请人应当选择最相符、最侧重、最能体现申请项目特点的一类科学问题属性。

7. 重大研究计划项目 重大研究计划围绕国家重大战略需求和重大科学前沿，加强顶层设计，凝练科学目标，凝聚优势力量，形成具有相对统一目标或方向的项目集群，促进学科交叉与融合，培养创新人才和团队，提升我国基础研究的原始创新能力。为国民经济、社会发展和国家安全提供科学支撑。

重大研究计划应当遵循有限目标、稳定支持、集成升华、跨越发展的基本原则。重大研究计划执行期一般为 8 年。

重大研究计划项目申请人应当具备以下条件：

（1）具有承担基础研究课题的经历。

（2）具有高级专业技术职务（职称）。

在站博士后研究人员、正在攻读研究生学位以及无工作单位或者所在单位不是依托单位的人员不得作为申请人进行申请。

申请人同年只能申请 1 项重大研究计划项目（不包括集成项目及战略研究项目）；上一年度获得重大研究计划项目资助的项目负责人（不包括集成项目及战略研究项目），本年度不得再申请重大研究计划项目。

为实现重大研究计划总体科学目标和多学科集成，获得资助的项目负责人应承诺遵守相关数据和资料管理与共享的规定。项目执行过程中应关注与本重大研究计划其他项目之间的相互支撑关系。

8. 联合基金项目 自然科学基金委与有关部门、地方政府和企业共同投入经费设立联合基金，在商定的科学与技术领域内共同支持基础研究。

联合基金旨在发挥科学基金的导向作用，引导与整合社会资源投入基础研究，促进有关部门、企业、地区与高等学校和科学研究机构的合作，培养科学与技术人才，推动我国相关领域、行业、区域自主创新能力的提升。从 2018 年起，自然科学基金委与有关地方政府和企业共同出资设立国家自然科学基金区域创新发展联合基金（以下简称"区域创新发展联合基金"）和国家自然科学基金企业创新发展联合基金（以下简称"企业创新发展联合基金"），强化统筹管理，统一经费使用，统一发布指南，统一评审程序，统一项目管理，同时，围绕行业部门中关键科学问题与有关行业主管部门共同出资设立联合基金，推进形成具有更高资助效能的新时期联合基金资助体系。

联合基金项目申请人应当具备以下条件：

（1）具有承担基础研究课题或者其他从事基础研究的经历。

（2）具有高级专业技术职务（职称）或者具有博士学位。

（3）年度项目指南规定的其他条件。

（六）省（含直辖市）、部级科研项目

1. 省、市（直辖市）级科研项目 各省、市投入的科技经费安排的基金项目和各种攻关项目，强调为本地区经济、社会发展服务，强调应用目标，产生经济和社会效益，资助应用研究（含应用基础研究项目）、开发研究项目。如山东省自然科学基金。

2. 部委级科研项目 比如教育部重点科研基金、优秀年轻教师基金；国家中医药管理局基金项目等。

（七）厅局级科研项目

省、市（直辖市）所属行业科研项目：比如山东省高等学校科技发展计划、山东省中医药科技发展计划、济南市高校 20 条资助项目。

（八）各单位自行安排的基金（自选项目）

各学院自等资金安排的课题基金。一般作为本单位的人才培育项目，重点资助青年人和有潜力的课题，做项目预实验，为申请省、部级及国家级的项目打下基础。

二、横向课题资助

本部分包括接受企、事业单位委托项目；与国内外企、事业单位合作研究项目等。随着经济的不断发展，企业的科技投入会越来越多，企业将会成为应用、开发项目科研经费的重要来源，逐渐成为应用研究和开发研究经费资助的主渠道，应受到科研单位和高校的高度重视。

其他各种基金：霍英东青年教师基金（教育部代管）、吴阶平基金（卫生部代管）、默沙东基金（卫生部代管）、国际儿童福利基金会基金、世界卫生组织基金等。

三、科研基金的申请程序

一般申请程序如下：

1. 首先要了解申请渠道的管理办法和当年的申请项目指南，按照该申请渠道的要求和资助重点，根据自己的研究方向、已有的工作基础和兴趣构思，拟报项目的主要研究内容和思路。

2. 查阅文献了解学科前沿发展趋势、国内外研究状况和水平，掌握对本学科领域的研究状况，对自己的优势、特色及所处的学术地位要有正确的评估。立项要以已有的成果为研究基础，突出创新，避免重复他人的研究内容。

3. 根据研究内容来设计研究方案，应尽可能采用先进的实验技术和方法。可行的研究路线是能否完成研究内容实现预期目标的关键，设计方案时创新性与可行性应兼顾。

4. 从研究工作的实际需要出发，组织结构合理、有协作基础的研究人员梯队，为完成研究内容提供学术及技术保障，课题组成员应有具体合理的分工。

5. 落实实验条件，本实验室和本单位实验室条件不够的，可以用国家及部级开放实验室，也可以同有条件的单位合作或协作，实验条件包括单位管理制度、仪器配置及技术水平等。

第二节 科研项目申报书的填写

一、科研申报书的主要内容

申请书是说明文与议论文的结合写作文体，其目的是说服申请书的评审人同意申请人的申请计划。申请人应能够使评审人理解申请书主要内容，大同行能看懂，小同行能看出水平。

申请书填表四个为什么：

想做什么？（研究目的）。

为什么做？（研究意义和立论依据）。

如何去做？（研究方案）。

做过什么？（研究基础）。

二、科研申请书的填报方法

（一）摘要（限 400 字）

摘要包括：研究方法、内容、目标、科学意义等。如"用……方法（手段）进行……研究，探索/证明……问题，对阐明……机制/揭示……规律有重要意义，为……奠定基础/提供……思路"。

（二）课题研究意义、立题依据及国内外研究现状分析

1. 研究的意义及立项依据 此项内容要求回答"为什么要研究这个课题"，应该着重说明选定此课题的出发点以及主观与客观的条件是什么，选题的独创性、完成的可能性及其实际意义（实用性）如何。必要时尚需进一步说明，这个问题是源于文献还是源于以往的实验结果。文献调研的情况和预试验的初步结果亦应在本项中反映出来，以增加确立这一选题的依据性。

撰写方法：从疾病入手，简述其特点、危害，目前主要的治疗方法及其存在的问题。简要分析该病发病机理和主要研究热点，引出目前存在的主要问题，也就是本项目要解决的问题，以此为切入点提出假设，阐述如果实现预期目标，对该病甚至相关疾病的预防、治疗具有的理论意义和临床价值。

2. 国内外研究现状分析 此段主要阐述与本课题相关的同类研究，综述国内外目前的动态和水平，提供参考文献，说明课题的起点。段末须列出近 3～5 年内的参考文献，包括作者、题目、杂志名称、年份、卷（期）、起止页码，一般控制在 30～50 篇。

本项内容的关键在于全面和创新。即全面掌握情况，除日常信息之外，更重要的是进行系统的文献回顾和广泛的信息收集，以全面了解情况。深入的比较自然会让人了解哪些结果或结论是最新的。但是，有些研究者仅找到一些最近的文档并将其用作证据。

由于文献的访问和覆盖范围有限，所了解的内容也有限，并没有太大的可比性。很容易出现研究思路与设计早已有文献报道的情况。有些研究者在填写本项内容时，文字太少，叙述往往过于简单或较为抽象。这对于争取课题的批准是不利的，选题依据若不充分，课题的成立就很困难。在陈述对解决这一问题的客观需要时，我们需要在事实中寻找真相，而不是用主观假设代替客观事实。说服评审专家最有效的方法是实事求是。

撰写方法：要紧紧围绕本次申请项目的主题。

（1）从疾病切入，简要论述国内外研究成果，并引出当前的热点研究方向。

（2）从研究方向展开，较详细地分析国内外在本方向的研究进展，引出阐明疾病发病机理或发明新的治疗方法的关键问题所在。

（3）围绕关键问题，详细论述国内外以往的研究结果、当前的现状及今后的发展趋势。综合分析后提出目前尚未解决的问题。

（4）对拟采用的技术方法进行介绍和分析。成熟的方法要简要介绍，新方法要详细介绍其原理，并阐明可以应用于本研究的理论依据和实验依据。

（5）提出本项目的研究设想。

（三）研究目标

研究目标包括阶段目标、最终目标、预期成果形成及成果水平、科学价值、社会经济效益及推广应用等内容。如：探索……问题，明确……关系，揭示……规律，阐明……原理（机制），建立……方法等。这段内容主要是阐述通过本课题研究将达到什么目标，其理论意义、学术价值、直接或潜在的应用价值以及可能产生的社会和经济效益。具体内容为：

1.阶段目标　包括两层含义，一是将研究周期分解成若干阶段，每一阶段拟达到的目标。另外也包括不同研究任务拟达到的目标。

2.最终目标　指整个课题研究完成后，将达到的目标。

3.预期成果形式　主要指成果的呈现形式，包括研究论文、专著、标准、方案、规范、工艺、新药等。

4.成果水平　指课题完成后，预期将达到的研究水平。包括国际首创、国际领先、国际先进，国内首创、国内领先、国内先进，省内空白、省内领先、省内先进等。

5.科学价值　主要指对科学进步有什么贡献。社会效益指对防病、治病、保障人民健康的贡献。经济效益指新增产值、新增税利、节约能源、节约原材料等，包括直接经济效益和间接经济效益。

6.推广应用　推广应用是指课题完成后，所取得的成果推广应用的计划，包括推广应用的形式、范围、条件等。

（四）研究方案或内容

一般可以分条目，按照时间次序或者研究层次列出。如模型问题。研究对某某症状体征、组织形态的影响，反映效果。研究对体液因子等影响，探讨机理。研究对基因的影响，进一步深入研究。研究相互之间关系，数学模型建立等。

撰写要求：内容要适当，确保研究周期内完成；与目标相辅相成，为研究目标服务。篇幅要适度，注意与技术路线区别。

（五）拟解决的关键问题

撰写要求：找出关键问题，写出解决办法。

关键问题一般包括两方面：一方面是研究过程中对达预期目标有重要影响的某些研究内容或因素。另一方面是为达预期目标所必须掌握的关键技术或研究手段。

（六）研究方法

撰写要求：以研究项目的需求为前提，对采用的方法和手段，操作步骤和关键环节进行描述。要求尽量详尽。

动物实验应包括动物品系、体重、性别、数量、造模方法和评判标准，分组的原则、名称和方法，所用仪器名称、厂家、型号，制剂名称、厂家、批号、规格、纯度、剂量；药品的来源、规格，实验给药方法、剂量、疗程、反应处置及记录等，实验条件，操作程序和步骤，中间质控标准，实验数据的记录和保存。若采用的是通用的方法，可不必写明详细步骤，但应写明按"××"法，并将出处附列到参考文献中；若有改进，应注明改进点和改进依据，改进后效果的标准和评价。实验方法应根据实验内容分段说明。

临床研究应包括研究对象选取的标准：如诊断标准、纳入标准、排除标准；选取的例数和分组，分组的原则、名称和方法，各组治疗方法和疗程，剂量；不良反应控制和记录，依从性控制和评价，中止的条件及执行等。

另外，应说明本项研究统计学设计采用了哪几种数据处理方法及标准，所使用的统计工具及软件名称。

（八）技术路线

技术路线是指具体实验中的技术路线，进行实验的程序和操作步骤。按实验过程依次叙述，每一步骤关键点要讲清楚，应具有可操作性。中药制剂要注明主要工艺流程路线和框图。要说明可能遇到的问题和解决办法。

关键技术是指在整个研究过程中的主要技术环节的关键点，关系着整个实验的成败的核心技术等问题。要说明技术关键的主要技术特征和指标，控制条件和可能出现的问题及处理措施。关键技术不能太多，只能一两条。

（九）课题特色、创新点

课题创新点包括原始创新：填补空白或修改传统的理论；新技术、新方法的发明创造。跟踪创新：在前人工作基础上补充、完善现有理论；对原有技术、方法进行修改后产生创新效果。

（十）可行性分析

可行性是指在现有条件下，完成研究内容和实现研究目标的可能性。可行性分析要全面。包括研究思路的科学性、技术与方法、人员组成、实验条件等。

（十一）年度计划及考核指标

本项内容要求说明完成整个研究课题所需要的时间，几项主要工作的具体进度计划及完成任务。

（十二）研究基础

此段内容包括申报者前期所做的相关研究，预实验情况、技术力量等，可以附上相关课题、论文和预实验结果的数据、图片，让评审者了解该课题是否具有可靠的工作基础。

（十三）研究工作条件

此段内容包括主要仪器、设备、试剂、实验室条件等情况。

（十四）课题主要研究人员情况

此段内容包括课题申请团队的人员情况，课题协作单位及分工。此段在申报书填写中也容易出现问题。多家单位联合完成的课题需明确各组成单位具体承担的任务名称及数量，考核标准和具体技术负责人，以及经费的分配，便于完成任务和监督检查，保证课题顺利进行。

（十五）经费预算

经费一般分为直接经费和间接经费，不同的科研项目对直接经费与间接经费的比例要求不同，应按照项目的预算要求来编制。

1. 直接费用各科目如下

（1）设备费　是指在项目研究过程中购置或试制专用仪器设备，对现有仪器设备进行升级改造，以及租赁外单位仪器设备而产生的费用。

（2）材料费　是指在项目研究过程中消耗的各种原材料、辅助材料、低值易耗品等的采购及运输、装卸、整理等费用。

（3）测试化验加工费　是指在项目研究过程中支付给外单位（包括依托单位内部独立经济核算单位）的检验、测试、化验及加工等费用。

（4）燃料动力费　是指在项目实施过程中直接使用的相关仪器设备、科学装置等运行发生的水、电、气、燃料消耗费用等。

（5）差旅/会议/国际合作与交流费　是指在项目研究过程中开展科学实验（试验）、科学考察、业务调研、学术交流等所发生的外埠差旅费、市内交通费用；为了组织开展学术研讨、咨询以及协调项目研究工作等活动而发生的会议费用；以及项目研究人员出国及赴港澳台、外国专家来华及港澳台专家来内地工作的费用。

（6）出版/文献/信息传播/知识产权事务费　是指在项目研究过程中，需要支付的出版费、资料费、专用软件购买费、文献检索费、专业通信费、专利申请及其他知识产权事务等费用。

（7）劳务费　是指在项目研究过程中支付给参与项目研究的研究生、博士后、访问学者以及项目聘用的研究人员、科研辅助人员等的劳务费用，以及项目聘用人员的社会保险补助费用。

项目聘用人员的劳务费开支标准，参照当地科学研究和技术服务业从业人员平均工资水平，根据其在项目研究中承担的工作任务确定。

（8）专家咨询费　是指在项目研究过程中支付给临时聘请的咨询专家的费用。专家咨询费标准按国家有关规定执行。

2. 间接经费　包括房屋占用，管理费和绩效支出。

（赵海军、申应涛、逯艳婷、卢广英、李玉玲）

第十二章　医学论文书写方法和技巧

医学论文是传播文明、推进医学科学发展的载体；是基础与临床研究的书面总结；是进行学术交流以提高学术水平以及医疗技术水平的重要工具。医学论文的质量高低是反映医学科学水平的重要标志。

第一节　撰写医学论文的基本要求

一、撰写医学论文的基本原则

撰写医学论文必须坚持严肃的态度、严谨的学风和严密的方法，包括科学性、先进性、实用性、可读性和规范性。

（一）科学性

科学性指医学论文应具有可信、可重复、准确、有逻辑和公平的特点。

1. 可信性　医学论义材料可靠、客观、真实，实验结果忠实丁事实和原始数据，没有夸大或不准确之处。

2. 可重复性　医学论文报道临床或实验观察所采用的实验对象、实验方法、实验器材和实验步骤所得出的实验结果以及由此导出的结论，能经得起他人在任何时间、任何地点用相同的条件可以重复出来。

3. 准确性　医学论文报道的数据准确，引文准确，用词准确，结论准确。

4. 逻辑性　医学论文结构严谨、层次清楚、概念明确、判断恰当、推理合乎逻辑、论证充分、观点清晰。

5. 公正性　医学论文作者需要客观地评价自己和他人的研究成果。避免单方面或过多的评论。要如实反映临床和实验结果，不得随意选择或摒弃偶然现象。引用别人的作品应注明文献来源。

（二）先进性

论文的先进性是指论文是否达到了一定的科学水平。某篇论文具有科学性，但不一定具有先进性，因为该研究可能之前已经被其他人证实过。医学论文的先进性可以通过两种方式来衡量。首先是理论层面的讨论，机制是否有新的突破。然后是实践水平，如疗效或技术手段是否先进。无论是哪种水平都必须与同期相同专业的水平相比较后才能进行评估。

（三）实用性

基础研究论文注意与临床工作联系，最好有一个好的应用前景。临床论文注意实用性，满足临床的需要，解决临床实际问题。

（四）可读性

无错别字、无拼写错误，标点符号准确。文字通顺，语法正确，段落分明，层次清楚，逻辑性强。

（五）规范性

1.名词术语

（1）自然科学专业名词（包括医学名词）一律以全国自然科学名词审定委员会公布的名词为准。药物名称以《中华人民共和国药典》的现行版和《中国药品通用名称》为准。

（2）专业名词术语要用全称，不要使用临床中使用但是不规范的简称。对于已通用的名词简称，如在论文中要反复使用，可在首次出现时附上简称。如甲状腺功能减退（甲减）等。

（3）外文名词（专用名词除外），包括医学名词和药品名称在正文内一律用小写，作为标题时每个单词的首字母需大写。

（4）外文名词除专有名词（人名、地名，学名等）外，均用小写；首次出现的外文名词缩写（略语）需写出全称；药物（品）名称作为标题时，每个单词的首字母需大写，正文叙述中出现的药物（品）名称一律小写。

2.计量单位

（1）计量单位一律采用国家法定计量单位。人体检验生化指标以中华医学会编《法定计量单位在医学上的应用》为准（用国际单位制 mol/L，g/L）。

（2）血压计量单位，根据国家质量技术监督局及卫生部文件规定，可使用 kPa 或 mmHg。可任选用其中一种，并全文统一。

（3）计量单位一般用国际符号（即外文符号）表示（如 mL），不用中文名称（如毫升）；但在文字叙述表示约数、概数时要用中文名称，如"几天"，就不能用"几 d"；五六克，不能用五六 g。

3.数字 应执行国家技术监督局《出版物上数字用法的规定》。

（1）"规定"中对涉及数字时使用汉字和阿拉伯数字的两种情况归纳如下。

一般应使用阿拉伯数字的情况：

①具有统计意义的数值：如整数、小数、百分比、分数、比例。

②表示时间：公历世纪、年代、年、月、日、时、分、秒。

③物理量量值：如 736km、34 ～ 39℃。

④非物理量：如 10 元、12 个月、4.6 万册、60 名。

⑤多位整数与小数。

⑥产品型号、文件编号、部队番号和其他序号：行国家标准 GB2312-80。

一般应使用汉字数字的情况：

①定型的词、词组：例如一方面、星期五、二倍体、路易十六、"十一五"计划。

②整数一至十，如果不是出现在具有统计意义的一组数字中，可以用汉字。例如，一个人、三本书、四种产品、读了十遍、六条意见、五个百分点。

③概数和约数：概数（如三五天、十三四吨、四十七八岁），带有"几"字的约数（如十几天、一百几十天、几十万分之一），用"多""余""左右""约"等表示的约数（如十余次，一千多次）。

注意几种数字的表示方法：$3 \times 10^3 \sim 5 \times 10^3$，或用（$3 \sim 5$）$\times 10^3$，而不能用 $3 \sim 5 \times 10^3$。（72 ± 5）g，或用 72g±5g，而不能用 72±5g、72g±5 或 72g±5%。

4. 标点符号 标点符号的用法应执行 1995 年国家技术监督局《对汉语书面标点符号的规定》。

标点符号使用要正确，注意下列几种容易混淆的科技标点符号的用法：

"–"（连接号）：录入时占半角，书写占半格。用于复合词、图表编号、标牌型号。如物理 – 化学方法、神经 – 内分泌系统、IL-1、图 2-3-5。

"～"（范围号）：录入用全角，书写占一格。用于相关数目、时间、年份的起止范围，如 $20 \sim 30℃$、$10\% \sim 20\%$。

"—"（全角）：录入用全角，书写占一格。一般用于地点的起止，如北京—上海，古猿—猿人—占人—新人

"——"（破折号）：录入占 2 倍全角，书写占两格，用于说明解释。

5. 外文符号和字母 表示计量单位、物理量的各种外文符号往往有正斜体之分。

斜体：

有量纲的物理量，如长度 *l*、质量 *m*、时间 *t*、重力 *W*、压力 *p*、相对分子质量（原来称分子量）*Mr*、摩尔质量 *M* 等。

化学中的旋光性、构型、取代基的位置的符号，如 *d–*、*l–*、*dl*、*r–*、*i–*、*cis–*、*trans–*、*v–*、*as–*、*s–*、*n–*、*iso–* 等。

生物学和古生物学中拉丁学名的属名、种名、亚属名、亚种名、变种名等，如 *Brassica*、*Betulla*、*japanica*、*indica* 等。

遗传学中的基因符号一律斜体，但指其表型和产物时用正体。

正体：

计量单位符号：如 cm、kg、C、min。

绝大多数数学符号：如 sin、cos、tg、lim、max、exp 等。

化学元素符号：如 H、O、99mTc。

粒子符号：如电子 e、质子 p、中子 n、核子 N。

射线符号：如 X 射线、γ 射线（注意不要在外文字母与射线之间加"–"）

酸碱度符号 pH、等电点符号 pI。

型号、代号、编号、牌号：如 KPX-L、DCS-600。

数字信息代码、计算机程序语句：Go、Ef……THEN、FOR…TO。

外文人名、地名、书刊名、机构名、团体名及其缩写。

各种标准和规范的缩写符号：国际单位制 SI、国家标准 GB、德国工业标准 DIN 等。

表示题序、图序、表序、公式序号的字母：如图 1-1（a）。

生物的科及科以上的拉丁文学名及其他标记，如 var.（变种）、sp.（某种）、spp.（各种）、ex（源自）等。

遗传学中的基因表现型（基因名必须用斜体），如 Ara、TolI、TolII、TolIII 等；遗传学中的蛋白质符号一般用正体。

（五）其他

无政治性错误，无泄密内容，无知识产权问题，无违反政策、法律、法规的内容，无封建迷信及伪科学内容。

格式体例、名词术语、计量单位、数字用法、参考文献统一。

各章节标题、插图序号、表格序号、公式编号、页码连续。

目录与正文标题、插图与正文、表格与正文、文献与正文、索引与正文对应。

核对药物剂量、表格数据、插图位置、文献项目、索引页码。

二、医学论文的基础结构

一般医学刊物中刊用的文章，大致可分为以下几种类型：综述与论著、学术论文与学位论文、简讯、会议报告等。虽然类型各不相同，但医学论文（论著）的具体撰写，一般可分为题目、摘要、序言、材料、方法、结果、讨论、参考文献等部分。

（一）题目

论文的题目必须切合内容而简明扼要、突出重点，能够明确表达论文的性质和目的。题目一般都采用主要由名词组成的词组来表达，且标题不宜过长（一般少于 20 字）。

（二）摘要

摘要又分结构式摘要和非结构式摘要两种方式。非结构式摘要没有明确的结构，通过一段文字表述研究的目的以及通过什么方法，得到什么结果，提出有意义的结论。结构式摘要包括四要素：目的（objectives）、方法（methods）、结果（results）、结论（conclusions），中英文内容要一致。字数控制在 400 字左右。关键词或主题词 3～5 条。

（三）序言

序言包括国内外相关研究的情况、方法和不足，200字以内。

（四）材料和方法

这是科研实施的关键部分，必须按照实际情况书写，要求内容详尽，简明准确、材料完整及可信。包括：①研究对象；②实验步骤、方法、器材、试剂、药品；③数据统计的方法。

（五）结果

整理原始资料，客观地加以统计学分析，得到组间比较的结果。对于阴性结果，不必一一列出。

（六）讨论

探讨"结果"的意义，得出新的科学理论。这是论文由感性认识向理性认识升华的关键部分。

讨论的主要内容包括：①研究背景；②主要的原理和概念；③实验方法的选择；④本人结果与他人结果的异同，突出创新性；⑤对结果的解释；⑥存在的主要问题。

（七）参考文献

列出参考文献的目的，在于尊重他人劳动成果，表明资料来源的可信性，不可抄袭剽窃。一般要求引用文献者必须用阅读过的重要的、近年的文献为准。

三、医学论文写作的基本方法

（一）题目

题目是文章最重要和最先看到的部分，应能吸引读者，并给人以最简明的提示。

1. 应尽量做到简洁明了并紧扣文章的主题　题目的内容一般要包括科研三要素，即被试因素、实验对象和实验效应，另外要突出论文中独创性或有特色的内容，引起读者的关注。

2. 题目中尽量不要用标点符号　尽量不用术语的缩写和简写。

3. 必要时可用副标题来做补充说明　副标题应在正题下加括号或破折号另行书写。

4. 可在脚注处注明文章的资助来源

（二）作者及单位

署名是论文的必要组成部分，反映作者的实际贡献。

作者应是论文的撰写者，是指直接参与了全部或部分主要工作，对该项研究做出了实质性贡献，并能对论文的内容和学术问题负责者。研究工作主要由单人设计完成的，署以完成人的姓名；合写论文的署名应按论文工作贡献的多少顺序排列；如作者的贡献度相同，可列为共同作者。研究工作的主要完成人作为第一作者，指导老师或者资助项目的负责人通常作为通讯作者。作者的下一行要写明所在的工作单位，并注明所在省市及邮政编码。

（三）摘要

摘要是科研论文主要内容的简短、扼要而连贯的重述，重点是结果和结论。具体写法有"结构式摘要"和"非结构式摘要"两种，前者一般分成目的、方法、结果和结论四个栏目，注意区分结果和结论的内容，结果是通过实验或临床观察所得，而结论是在结果的基础上逻辑推理提升的见解；后者不分栏目。目前国内大多数的医学、药学期刊都采用"结构式摘要"。摘要具有独立性和完整性，结果要求列出主要数据及统计学显著性。一般以第三人称的语气写，避免用"本文""我们""本研究"等作为文摘的开头。避免自我评价的语句。

（四）关键词

关键词也叫索引词，以利于图书情报工作者编写索引，也为了读者通过关键词查阅需要的论文。关键词是从论文中选出来用以表示全文主题内容的单词或术语，要求尽量使用《医学主题词表》（MeSH）中所列的专业词语（主题词）。关键词一般选取 3～8 个词，并标注与中文一一相对应的英文关键词。关键词之间以分号加以区分。关键词通常位于摘要之后，引言之前。

（五）引言

引言（前言、导言、绪言、序言）是正文的引子，引言应当对正文起到提纲挈领和引导阅读兴趣的作用。

引言的内容主要介绍论文的研究背景、目的、范围，简要说明研究课题的意义以及前人的主张和学术观点，已经取得的成果以及作者的研究目的，包括论文拟解决的问题和技术方案等。如"小胶质细胞是中枢神经系统内主要的免疫细胞，受到刺激后可迅速被激活，而脑缺血损伤可诱导小胶质细胞的活化，活化后的小胶质细胞可发挥神经保护和神经毒性的双相效应，因此调控小胶质细胞的活化为脑缺血损伤治疗提供了新思路。针刺治疗脑缺血疗效确定，但机制尚未完全明了，据报道针刺可干预脑缺血后小胶质细胞的激活，本研究建立 MCAO 大鼠模型，研究电针对脑小胶质细胞 TLR4 及 NF-κBp65 蛋白表达的影响，探讨电针抗脑缺血发挥神经保护作用的机制。"

引言的写作应注意以下事项：①语句要简洁、开门见山，内容切忌空泛，篇幅不宜过长。国内外研究进展简单概括，不可过多罗列参考文献。②可以简单回顾以往的研究工作，作为研究基础，但忌用自我评价语句。③引言只起引导作用，可以说明研究的设计背景与原理，但不涉及本研究的数据、结果和结论，不能与摘要重复。

（六）正文

正文是科研论文的主体，包括材料、方法、结果、讨论、致谢五部分，其中某些部分（特别是方法和结果）还需列出小标题，以使层次更加清晰。

1. 材料 材料与方法是科技论文的基础，是判断论文科学性、先进性的主要依据。需要详细说明研究的对象、药品试剂、仪器设备等。它可以为别人重复此项研究提供资料。材料与方法的标题因研究的类型不同而略有差别，调查研究常改为"对象与方法"，临床试验则用"病例与方法"。

（1）研究对象如属动物实验研究，材料中需说明实验动物的名称、种类、品系、分级、数量、性别、年（月）龄、体重、健康状态、来源，合格证号、分组方法、每组样本数等。

研究对象如属临床观察，应说明观察对象的例数、性别、年龄、职业、病例种类、症状体征、诊断标准、病情分级与分期、分组方法、治疗措施、临床观察指标及疗效判定标准等。

（2）说明受试药的来源、批号、配制方法等，中药应注明学名、来源，粗提物应标明有效部位或成分的含量和初步的质量标准，或简述提取过程。

（3）标明主要仪器设备的生产单位、名称、型号、主要参数等。

（4）标明检测用主要药品、试剂的名称、成分、批号、纯度、用量、厂家、批号及配制方法等。

2. 方法

（1）采用常规检测方法的不必详述其过程；已有报道的方法需要注明文献的出处；创新性的检测方法，要详细介绍创新之处；对常规方法做出改进的，应具体描述改进部分及改进的理由，同时也要注明原法的文献出处；对于检测方法中的变量（如免疫组织化学中抗体的稀释倍数、抗原抗体反应的时间及条件）要加以详细说明，便于读者依此重复验证。

（2）实验研究论文要设立对照组，包括空白对照组、模型对照组、阴性对照组、阳性对照组等。在进行药效学和毒理学研究时，通常要设高、中、低三个剂量组，以体现出药物的量－效关系。

（3）对于统计处理方法与显著性标准，应注明数据的描述方法和软件名称、版本。

3. 结果 研究结果是通过对从实验或临床观察中获得的数据或信息进行审查，排除错误，然后对原始数据进行分析推导，并进行统计处理而得到的。结果是科学研究论文的核心。科学研究的成败是根据结果来判断的，可以从结果中得出结论和推论。该部分最能体现论文的学术水平和理论与实践价值。因此，应特别注意这部分的描述。结果部分的描述要求逻辑层次清晰，数据准确可靠，文字简明扼要，图表设计准确合理。

结果的内容包括实验和临床观察的客观事实、测量数据、推导公式、典型病例、获得的图像等记录，但不同类型文章的结果内容侧重点不同。未经统计处理的实验观察记录称为原始数据。统计处理的目的是使难以理解的原始数据更易于理解，并从原始数据的偶然性中揭示某些必然规律。因此，实验结果的表示通常使用统计数据而不是原始数据，统计数据一般以均值加减标准差表示，以 $P < 0.05$ 为差异具有显著性。

结果的描述通常通过组合文本、图形和表格来完成。对于结果数据少，或侧重观察形态特征的论文可用文字表达为主或仅用文字描述。能用图、表表达清楚的内容，不需再用文字描述。结果部分通常不引用文献。

（1）表　表格的设计需要简明、规范、清晰，要做到仅通过表与图就能大体了解研究的内容和结果。

①每个表格除有栏头、表身外，还要有表序（如表 1、表 2、表 3）和表题，表题与表序居中写，中间空一格将两者分开。在正文中要明确提及见表 ×。

②表随文放，一般应列在"见表 ×"文字的自然段落的下面。

③表格一般采用三线表。即表由顶线、标目线、和底线这三条横线组成框架，两侧应是开口的。顶线与标目之间为栏头，标目与底线之间为表身。栏头左上角不用斜线，但栏头允许再设一条至数条横线。一般表的行头标示组别，栏头标示反应指标。表的下方可以加注释。

④若表中数据均用"均数 ± 标准差"表示，则在表题的后面注上（$\bar{x} \pm S$）；若表中各组的例数相等，则在表题后面统一注上（n=X），若例数不等应另加一列，分别注上各组的例数；表中计量单位若一致，可写在表题的后面，若不一致应分别写在每个栏头之下，不加括号。

⑤表内阿拉伯数字上下各行的个位数对齐，未发现的数据用"–"表示，未测或无此项用空白表示，实测结果为零用"0"表示。

⑥表内附注的序号宜用小号阿拉伯数字并加圆括号置于被标注对象的右上角，如："*"。

表 x　××××对×××的影响（n=x, $\bar{x} \pm S$）

×××××	×××××（单位）			
	××	××	××	××
××组	×	×	×	×*
××组	×	×	×	×#
××组	×	×	×	×

注：*表示 xxxx；#表示 xxxxx。

（2）图　图是一种形象化的表达方式，它可以直观的表达研究的结果。图包括示意图、曲线图、照片图等。可以采用统计学绘图软件来作图，如 Graphpad Prism 等。

①通常用柱图的高度表达非连续性资料的大小，用线图、直方图或散点图表达连续性或计量资料的变化，用点图表示双变量的关系。图的标题应在图的下方，注释可放在柱或线附近。

②图要求大小比例适中，一般采用 1∶1.4 的比例。粗细均匀，数字清晰，照片黑白对比分明。与表一样图也要随文字放，先见文字，后见图。

③每幅图都要有图序和图题，通常写在图的下方。图题要有自明性。

实验结果有可能符合预期，也有可能与预期相悖，但是只要是真实的就是有价值的，就有利于我们全面认识事物和发现新问题。因此，结果的写作一定要采取实事求是的科学态度，遵守全面性和真实性的原则。切不可对实验数据任意增删、篡改。

（七）讨论

讨论是论文的精髓。它是对研究成果从表象的感性认识到本质的理性认识的升华。在讨论中，作者通过对研究成果的思考、理论分析和科学论证，阐明事物的内在联系和发展规律，从研究成果的深度和广度两方面加深和提高认识。讨论的程度取决于作者的理论水平、学术能力以及专业知识的深度和广度。

讨论的内容一般包括以下几个方面：根据研究目的阐明本研究的立项依据；该课题在国内外的研究背景，本研究的结论和成果与国内外先进水平相比的现状；重点说明本文的创新之处；对本研究的局限性、不足和疑问进行说明，并分析原因；对本文未能解决的问题进行说明，并提出未来研究的方向和问题。以上内容并非所有论文都需要包含，不同的论文会有不同的偏重。

讨论是最能体现论文水平的部分，也是比较难写的部分。要特别注意以下几点：①讨论要重点突出，内容应从论文的研究成果入手，围绕创新点和结论展开。层次和主次要明确。不要在次要问题上浪费笔墨淡化主题，对于相关文献可以简要总结，但不可做详细综述。②实事求是，适当评价，避免过度推理。对于医学中许多无法解释的问题，可以用"可能"来描述。③每项研究都有其局限性。因此应仔细分析与他人研究结果相矛盾的原因，本着追求真理的谦虚态度来讨论。

（八）致谢

科研工作的顺利完成离不开他人的帮助，在正文的最后应向对本研究提供过帮助的人致以谢意。致谢的对象包括对研究工作提出指导性建议者，论文审阅者，资料提供者，技术协作者，帮助统计者，为本文绘制图表者，提供样品、材料、设备以及其他方便者。致谢一般要说明被谢者工作的内容，如"技术指导""收集资料""提供资料"等。

（九）参考文献

参考文献是论文中某些观点、数据、资料和方法的出处，应于文章的最后一一列出，以便读者参阅、查找有关文献。它表明了论文的科学依据和历史背景，提示了本文是在前人工作基础上的创新，即表示了对他人研究成果的尊重，又反映了论文的学术水平。

著录文献总的原则是准确、完备、规范、便于检索。对于著录文献的要求：一定是作者亲自阅读过全文的文献。如阅读的只是摘要，则不应列为参考文献。参考文献的数量要适度。参考文献不是越多越好，应当有所选择。一般来说，课题提出的根据、主要实验方法、提示支持本文的资料和不支持本文的资料，均应列出参考文献。参考文献应尽量引用最新的，因为新文献必然包括老文献，以近 3～5 年以内的为好，少用旧的、年限长的文献。未发表的论文及资料、译文、转载和内部资料等，均不能作为参考文献被引用。综述类文章的内容都是经人加工的二手资料，一般不能作为参考文献被引用。

关于参考文献的书写格式，不同杂志对于参考文献的格式可能有不同的要求，国内期刊可以参照国家标准 GB7714-87 关于《文后参考文献著录规则》的规定。

无论国际标准和国家标准的参考文献格式，都采取了顺序编码制，即参考文献的著录按其在文中出现的先后顺序，用阿拉伯数字连续编号，附于正文引文句末右上角方括弧内，用上标进行标注。引文写出原著者，序号标在著者的右上角，如 ××× 等[4]；引用多篇文献时，将每篇文献的序号列出，中间以逗号相隔，如 ××[1, 4, 5]；若序号连续，则只标注起止序号，中间加"–"。

第二节　撰写文献综述

文献综述是指对大量文献数据进行透彻分析后，针对某一特定主题撰写的科学论文，这是一种科学文献。文献综述一般应反映特定行业的最新发展或特定领域的重要主题，反映最新的意见和学术建议相关的新动态、新趋势、新水平、新发展、新原理和新技术。

一、文献综述的概念

文献综述是综合性的文献述评。撰写文献综述与文献检索密不可分。原始文献是文献综述所依据的科学研究成果的文章。文献综述基于对原始文献的大量收藏和阅读，并在分析、反思和完全熟悉之后撰写，通常带有作者的批判性见解。文献综述与原始文章的不同之处在于它不是对任何特定科学研究主题结果的报告，它也不是摘要的汇编和索引，因为它不仅列出了一系列文件，而且还对许多相关文件进行了分析和比较。

一般文献综述的结构由标题、作者、摘要、前言、正文、讨论和参考文献组成。文献综述往往是对过去的概括性回顾，主题往往有一定的局限性。正文主要以第三人称讲述。整个写作过程从头到尾都应该是客观的，尽量使用原始的观点，或者直接引用原文。不能将作者的观点强加于引用的文件，并且不得有意或无意地将作者的观点与相关论文混淆。相反，应将相关文献的观点、事实和结论巧妙地分析合并，以说明研究的动态、最新进展和学科发展前景。

二、文献综述的用途

撰写文献综述可以锻炼整理、总结和分析的整体能力，提高作者的理解水平，有助于形成科学概念和逻辑思维，每个科研人员都应该掌握。

文献综述可以介绍学科发展情况，为研究人员提供信息。我们现在处于信息时代，书籍、报纸和杂志种类繁多，令人眼花缭乱。查阅文献可以反映医学研究的历史、现状和未来方向，有助于研究人员把握新动态、新趋势、新水平、新消息，在相对较短的时间内发现某个主题或方面的研究进展，为相关读者提供全面及时的信息。

文献综述也是研究人员制订研究计划、选题和实验设计的依据，通过阅读文献综述，可以了解某一方面工作的进展和趋势，可以借鉴他人的想法和论点。只有充分了解前人的成功经验和失败的教训，才能充分利用前人的成果，避免前人走的弯路，正确制订总体科研计划，选择合适的科研课题，制订出切合实际的实验方案和措施。

研究生通过撰写文献综述，可以收集与本研究课题相关的历史文献和资料的最新进展，提出问题，为选题、实验设计和选择合适的实验条件奠定基础。对于那些刚接触科学研究的人来说，撰写文献综述或阅读书目报告是必要的，也是有益的、重要的。

三、文献综述的组成

文献综述的内容和形式没有严格规定，比较灵活。从内容上看，它可以包括对某一医学研究课题的历史回顾、成就概述、未来前景和学术争论等几个方面。由于写作要求不同，各个方面的比例也不同。

综述可以主要写某一课题在某一阶段的研究情况。应特别注意专题研究内容的时间先后顺序，以及学科发展的决定性进展及其形成阶段。每个阶段都应总结具有独特代表性的学术观点和代表性文章。要充分体现特定阶段取得的重大成就。这类综述的特点是以时间为节点，学科发展阶段明显。综述也可以撰写医学研究领域中某一学科或学科的新成果、新技术和新发展为主。对取得重大成果的研究人员的实验结果、工作方法及相关文章进行认真分析总结，不得遗漏。对于一般文章，不需要完整，可以简写。为了展示成果而不是铺张空间，不需要对学科内容进行系统的历史回顾，也不需要时间顺序的一致性。综述的内容也可以关注某个学科或话题的未来发展趋势。历史成就可以简述，从目前的成就出发，着重对未来的预测和对策。

在医学研究领域也存在一些长期存在争议的问题。综述可以分析和总结几种不同的代表性意见。在撰写时必须严格引用原文，并以原文事实为依据。原意见与作者意见必须严格分开，不得混用。不允许作者做过多的概括或分析。此外，不允许从上下文中删除含义并扭曲原始含义。需要提供事实，以便读者可以确定可信度。

文献综述的长度可大可小。描述格式一般分为前言、正文、讨论、参考四部分。

（一）前言

首先，需要说明写作的目的，明确相关概念，明确综述的内容和范围。还应简要阐明有关问题的历史、现状、趋势和争议焦点，并指出继续详细研究该课题的重要性和可行性。这部分应提供完整核心内容的简明摘要，以便读者对相关的问题有一个概览。前言字数通常 200 字左右为宜。

（二）正文

正文是整篇文章的核心，需要强调主题。为了使文章清晰、合乎逻辑，有必要按照概述的要求将讨论分成几个问题或段落，逐渐将讨论由浅到深，由远到近进行阐述。以既往文献的论点来引导，以先前文献中提出的实验结果或调查统计作为证明这一观点的论据。相互矛盾的观点不必回避，应合理引用，以反映学术观点分歧和相关问题的争论要点。文章应能反映学科的发展过程，应选用具有理论意义和实用价值的文献资料。选择撰写文献综述的原始文献的质量直接关系到综述的水平。被引材料应尽可能选自各种公开发表的期刊或其他医学期刊，需要强调的是，引用一定要严肃认真，尊重他人的努力，不能歪曲作者的初衷。如果加上自己的一些意见，一定要慎重，要有理由说服别人。不要主观武断，迷惑读者。

（三）讨论

应该是整篇文章的缩影，用简洁的语言强调主题。它总结了主要内容，得出进一步的结论，进一步增强了读者对本文内容的印象。此外，作者可以充分陈述自己的学术观点和趋势，对有争议的问题发表自己的看法，并发表简短的评论。

（四）参考文献

文献综述后引用的目的在于尊重被引用者的工作，为综述提供依据，增加综述的可信度，并且方便读者按照提示寻找原始数据。因此，文章中引用的主要代表性文献应按顺序排列在正文后面。被引文献必须是作者本人已阅读全文，不能引用他人文章中的间接材料，不能引用内部材料、科技信息和未发表的作品。被引文献必须包括原作者姓名、书名或期刊名、期刊卷号、起止页码、出版单位、年月等。引用的材料出现的顺序应在引文的右上角以阿拉伯数字表示。文中编号应与文后参考文献目录中的编号一一对应，方便读者查阅。

四、文献综述的写作方法

（一）选题

题目来源可以是自己的与研究题目相匹配的科研工作。为了科研选题、科研设计而查阅文献，或查阅文献以选择用于科研工作的实验方法或工具。这样的文献综述，是为解决实际问题而写的，目的明确，在阅读文献时，需要思考、比较和判断，这为以后撰写文献综述奠定了基础。因此，根据数据的积累和所关注的情况，文献综述的主题可以是研究课题的总体情况，也可以是某个方面，也可以是研究课题的方法或工具，也可以选择与本人研究课题无关的主题进行文献综述，或者对其他人有用的主题，或者感兴趣的主题。收集和阅读相关文献并撰写综述是一项非常有益的学术工作。

文献综述的题目不宜过长，尽量具体、清晰。在定义一个题目的时候，最好有一个非常简单清晰的大纲，也就是应该总结哪些方面，这与对问题的理解程度有关。

（二）文献检索

设置题目和范围后，应该开始收集相关文件。只要目标和界限明确，就可以根据文件的题目做出初步决定。通常检索到的文献数量超过可读数量，所以应该根据题目，按撰写综述时的有用性顺序列出。

文献阅读是准备文献综述的重要步骤。按照上文计划的顺序阅读文献。对于文献，应该先浏览摘要。因为有时候文章的标题看起来和要写的结果有关，可能内容并不需要，因此，无须浪费时间阅读它。如果内容满足题目需求，应仔细阅读相关细节，确保正确理解了原始作品的描述。阅读文献时要仔细思考、比较、分析不同文献的不同结果和观点。文献的结果不是盲目跟随，而是取决于证据的充分性。

（三）列提纲

阅读文献及思考后，会形成一些思路和粗略的提纲，然后慢慢完善和充实，形成内容丰富的提纲。这个大纲应该更具体，有主要标题，以及在相关标题下要解释或讨论的具体内容和主题，要提及的文献等。通过列出主线，你会发现有些小标题下的项目较多，或者有足够的文献和信息可以提及，而其他小标题下的信息可能较少。也可能会注意到，文献中的一些材料尚不明确且难以实施。多检索内容不足的文献，再次检索内容不明确的文献，然后查看草稿是否满足要求，或修改草稿，例如取消或包含特定副标题，或添加副标题。这个过程可能需要重复多次，才能慢慢完善文献中的提纲和相关材料。

（四）写作

至此，作者的思路、结构、大纲都变得越来越清晰，涵盖的文献和引用的地方也很熟悉，可以开始写了，不用过分检查里面的具体词句。最好等到全文准备好，然后逐段阅读修改字词与格式。

撰写时应注意：被引文献应亲自阅读原文全文，不得仅凭摘要或间接引用，因为这往往是造成误解或曲解原意的重要原因，有时会导致文章无法弥补的损失。综述不是文献的汇编，所以主要问题是作者首先要真正理解、消化、吸收审稿的内容，有清晰的洞察力，并以此来指导选择、编排、和文献分析，否则写不好。引用要恰当。不要将检索到的文献，无论相关不相关都罗列在文章中，造成段落不清，逻辑错乱。最后的文字改动要简洁明了，推荐写短句。即使是文献检索，也可以简短而准确，避免基于清晰的观点进行笨拙的叙述。

第三节 医学论文撰写中的常见问题

一、标题

标题的问题有文题所指范围过大或过小；与内容有较大的差别；含义不清、不确切、反映不出文章内容特点，甚至文不对题；句式主谓结构不完全。

二、摘要

摘要的问题有摘要简单地重复题名中已有的信息。摘要与引言重复，摘要使用"本文""作者"和"我们"等作为主语。

三、图表

表不规范：不是三线表；行和列排列错误；小数点后位数过多；没有数据单位；标注过多过乱。图比例不适当，造成变化趋势过大或过小；将没有时间联系的指标用线图表示；将不同数据单位的指标放置在一个图中；横、竖坐标没有标示。最好采用专业绘图软件，可以将标准差、数据单位等标示在图中，自明性强。照片不清晰；形态学的研究不提供照片，或者照片没有放大倍数，或者同一组照片放大倍数不同，照片没有标明具体的样本，只笼统地写组别。

四、特别注意

（一）统计学符号的使用

平均数 $\bar{x}$（英文小写），不用 X，标准差用英文小写 s，不用 SD；t检验用英文小写 t，样本数用英文小写 n；F 检验英文大写 F；概率用英文大写 P；卡方检验用希文小写 χ^2。

（二）中药来源

要写明明确的来源，是否鉴定，鉴定的专业人员。

（三）缩写和单位

某个名词要用缩写词时，应在第一次出现时将单词完整拼写出来，然后在后面加括号写出缩写词（用大写字母，不加句点）。例如，脑缺血再灌注（cerebral ischemia reperfusion injury，CIR）。

（四）医学论文的标题层次

标题层次的编号按 GB7713-87 的规定，采用阿拉伯数字分级编号。其优点是层次

分明，隶属关系清楚。标题层次的划分，一般不宜超过 4 级。4 级不够用时，再细划分。例如

第一级标题——1

第二级标题——1.1

第三级标题——1.1.1

第四级标题——1.1.1.1

（韩冰冰）